Ryneveld

Unbeschwerte Wechseljahre

Unbeschwerte Wechseljahre

Geheimnisse der Naturheilkunde

Von Edna Ryneveld

Aus dem Amerikanischen übersetzt von
Dorothea König

Mit 5 Abbildungen

HAUG

Karl F. Haug Verlag · Heidelberg

Die Deutsche Bibliothek – CIP-Einheitsaufnahme

Ryneveld, Edna:
Unbeschwerte Wechseljahre : Geheimnisse der Naturheilkunde / von Edna Ryneveld. Aus dem Amerikan. übers. von Dorothea König. – Heidelberg : Haug, 1997
(Homöopathie und biologische Medizin)
Einheitssacht.: Secrets for a natural menopause <dt.>
ISBN 3-7760-1622-1

Die Heilmittel, Rezepte und Vorschläge in diesem Buch dienen Ihrer persönlichen Information, und ihre Anwendung unterliegt ausschließlich Ihrer persönlichen Verantwortung. Weder die Autorin noch der Verlag können für Neben- oder Nachwirkungen jeglicher Rezepturen in diesem Buch verantwortlich gemacht werden.
Jede Art der Selbstbehandlung sollte reiflich überlegt sein. Für die Behandlung schwerwiegender Erkrankungen empfehlen wir dringend die Beratung durch einen ganzheitlich orientierten Arzt.

Titel-Nr. 2622 · ISBN 3-7760-1622-1

Umschlagfoto: Mauritius, 60385 Frankfurt

Umschlaggestaltung: WSP DESIGN, 69120 Heidelberg

Gesamtherstellung: Progressdruck GmbH, 67346 Speyer

Ich widme dieses Buch allen Frauen, die ihre eigene Persönlichkeit entdecken wollen, und insbesondere meinen Freunden von Crystal Garden.

Inhalt

Vorwort

Der Grad Deiner Unwissenheit wird daran gemessen,
wie sehr Du Dich von scheinbarer Ungerechtigkeit und Tragik
beeindrucken läßt. Was für die Raupe das Ende der Welt ist,
nennt der Mensch die Geburt eines Schmetterlings.
Richard Bach, Illusions

Die Wechseljahre – ein Neubeginn

Die Wechseljahre – ein Neubeginn. Es mag manchen merkwürdig erscheinen, daß ich als Neubeginn bezeichne, was die meisten Menschen für die letzte Phase im Leben der Frau halten. Für mich sind die Wechseljahre ein Neubeginn, die Geburt der spirituell reifen Frau, die sich ein Leben lang mit ihrer Fruchtbarkeit abgemüht hat. Nun gebärt sie sich selbst, und sie kann denen, die sie begleiten, schon zu Beginn dieser Phase viel geben.

Die Pflanzenwelt liefert uns den Anschauungsunterricht: Nur solche Blumen bringen Samen hervor, die alle möglichen Widrigkeiten und Gefahren überlebt haben. Evolutionstheoretisch ist dies selbstverständlich, aber dennoch sehr bedeutsam. Die Samen solcher Pflanzen verkörpern viel mehr als nur die physische Voraussetzung für die folgende Generation, sie sind wahre Schatzgruben des Wissens. Diese Samen tragen ihre Erbinformationen wie Juwelen, sie wachsen heran und geben die Weisheit ihrer Erfahrung wie Perlen wiederum an die eigenen Samen weiter. Sie müssen nicht selbst mühsam alle Erfahrungen von neuem machen. Weisheit und Wissen werden nicht geringgeachtet oder gar mißachtet, weil sie von einer „alten" Pflanze kommen, sondern im Gegenteil sehr effizient genutzt.

Weisheit und Wissen werden sehr effizient genutzt

Ähnlich wie mit den „Perlen" der reifen Pflanze verhält es sich mit dem Schatz der Erfahrung und des Wissens der reifen Frau, die nun in diese neue Lebensphase der Wechseljahre tritt. Von einer solchen Frau könnte man theoretisch sehr viel lernen.

Leider orientiert sich die westliche Gesellschaft aber ausschließlich an der Jugend. Ältere Menschen – vor allem alternde Frauen – werden geringgeschätzt.

Es ist bezeichnend, daß der Begriff „Menopause“ und das Geschehen während der Wechseljahre nur in dieser westlichen Gesellschaft mit negativen Assoziationen und entsprechend unangenehmen physischen Symptomen verbunden wird. In einer Studie über die Wechseljahre, die in 150 Ländern durchgeführt wurde, zeigte sich, daß negative Symptome dort vorherrschen, wo die Frauen im Alter an Macht und Einfluß einbüßen. Die Studie ergab, daß die Wechseljahre in anderen Gebieten keinerlei negative Symptome haben: so z. B. in Pakistan, wo die Frauen vielen Tabus und Einschränkungen unterworfen sind, solange sie Kinder gebären können, aber nach der Menopause wesentlich größere Freiheiten und auch mehr Einfluß genießen.

Es gibt sogar innerhalb der Vereinigten Staaten Unterschiede: so haben afro-amerikanische Frauen weniger Symptome während der Wechseljahre als jüdische Frauen. Eventuell zugrunde liegende biologische Unterschiede sind nicht nachgewiesen worden. Es ist jedoch interessant, wie unterschiedlich in diesen beiden Gruppen Macht und Ansehen älterer Frauen ausgeprägt sind. Dementsprechend gestaltet sich die Symptomatik.

Unsere Einstellungen bedingen die Reaktionen unseres Körpers

Die Schlußfolgerung liegt auf der Hand. Unser Verhalten und unsere Einstellungen bedingen die Reaktionen unseres Körpers. Sie sollten sich nicht dem Dogma verschreiben, daß nur schlanke und junge Frauen ohne graue Haare besonders schön und begehrenswert seien. Ihre persönliche Grundeinstellung muß sich ändern, dann wird sich auch Ihr Körper danach richten. Umgekehrt gilt, daß sich Ihr Selbstverständnis ändert, wenn Sie Ihren Körper verändern. In dem Maße wie Sie innere Schönheit und selbstverständliche Autorität ausstrahlen, können Sie nicht nur gesünder werden, sondern auch dynamischer und selbstbewußter wirken.

Es kann mitunter ein langwieriger Prozeß sein, lang geübte Verhaltensmuster oder Einstellungen zu verändern; und in der Tat erleben viele Frauen unangenehme und manchmal auch beunruhigende Symptome während der Wechseljahre – der moderne „Streß" des Alltags mag einer von vielen möglichen Gründen dafür sein. Dieses Buch zeigt Ihnen eine Vielzahl von Möglichkeiten auf, wie Sie sich von solchen Symptomen befreien können. Die verschiedenen Methoden geben die langjährigen Erfahrungen von Frauen aus aller Welt, von Kräuterheilkundigen, Großmüttern, „alten Chinesen" und von Wissenschaftlern wieder. Wählen Sie aus, was für Sie am besten ist.

Zu allererst müssen wir Frauen lernen, unseren eigenen Körper zu beherrschen. Die unerschöpfliche Energie, mit der wir immer nur den anderen etwas geben, sollten wir getrost auch uns selbst zugute kommen lassen. Wir müssen uns von der Vorstellung befreien, daß nur Ärzte oder entsprechende Fachleute wissen, was gut für uns ist. Hören wir doch auf die Stimmen der vielen weisen Frauen, die uns vorangegangen sind. Sie bestätigen, was wir in unserem Innersten auch als Grundwahrheit empfinden: Wir sind Wesen dieser Erde, und deshalb sind auch die sanften Wirkungen von Kräutern und Mineralien am besten für uns geeignet; wir sind Wesen des Geistes, und deshalb entsprechen uns auch die unsichtbaren Energien der Atmosphäre und des Kosmos; wir sind Wesen des Verstandes, und deshalb dürfen wir uns auch getrost auf den „siebten" Sinn verlassen; und schließlich tragen wir die Samen unserer Vorfahren in uns und geben sie an alle weiter, die uns nachfolgen, und deshalb sollten wir auf das hören, was unser Herz uns sagt.

Hören Sie auf die weise Frau in Ihnen

Hören Sie auf die weise Frau, die sich in Ihnen entwickelt, und Sie werden aus den vielen verschiedenen Möglichkeiten, die Ihnen dieses Buch bietet, unbeirrt die richtige Behandlung für Ihren Körper in dieser Übergangsphase herausfinden.

Sie können aus unterschiedlichen Heilungs-, oder sollte man nicht besser sagen „Gesundungs"-Methoden auswählen.

Sie können ausschließlich einer einzelnen folgen oder aber mehrere miteinander kombinieren. Vergessen Sie nie, daß Ihr Körper einzigartig ist und daß Sie auf eine bestimmte Methode oder ein bestimmtes Produkt nicht unbedingt genauso reagieren müssen, wie Tante Klara, die Nachbarin von nebenan, die Teilnehmer an einer wissenschaftlichen Untersuchungsreihe oder all die Millionen alter Chinesen vor Ihnen.

Beginnen Sie vorsichtig

Etwas sollten Sie allerdings unbedingt beachten: Beginnen Sie vorsichtig, besonders wenn sie eine Substanz einnehmen oder anwenden, auch wenn diese noch so natürlich ist. Anders als der berühmte Ausspruch von Mae West es vermuten läßt, kann zuviel Gutes durchaus auch schaden. Man kann selbst Wasser überdosieren; und schließlich kann jeder Beliebige auf alles Beliebige allergisch reagieren.

1 Heilpflanzen für die Wechseljahre

Wenn wir unseren Körper selig machen,
werden auch wir selig sein.
Gloria Steinem

Kräuter und Pflanzen, auch solche, die geringschätzig als Unkraut bezeichnet werden, fördern die Gesundheit. Sie wachsen in jedem Garten und auf jeder Wiese, sie helfen bei Verletzungen und Krankheiten, bei Unpäßlichkeiten des täglichen Lebens, sie beruhigen und trösten. Sie sind um ein Vielfaches gesünder als Nahrungsmittel, die aus fernen Ländern importiert und chemisch behandelt werden, die keinerlei Nährwert mehr haben und den Körper letztlich nur belasten. Diese Ernährung reicht zwar aus, um unsere Körperfunktionen aufrechtzuerhalten, aber wir sind dabei alles andere als wirklich gesund.

Wir führen unserem Körper ein Übermaß an Fetten und Kalorien zu, aber wir sind im wesentlichen doch unterernährt, und so verlangt der Körper nach immer mehr Nahrung. Dementsprechend nehmen wir immer mehr nährstoffarme Nahrungsmittel zu uns, nach denen man geradezu süchtig werden kann. Für eine gewisse Zeit hält unser Körper erstaunlich gut durch. Krankheit und Verfall sind aber die unausweichliche Folge, die wir dann meist dem Alter zuschreiben. Wir nehmen also Medikamente, um die auftretenden Symptome und Krankheiten zu unterdrücken. Dies wiederum belastet den Körper zusätzlich, wir brauchen andere Medikamente, um mit den neuen Symptomen fertig zu werden, ... und so geht es endlos weiter.

Kräuter bringen unseren Körper in Einklang

Wenn wir dagegen die Nährwerte der Kräuter nützen und Krankheiten damit behandeln, bringen wir unseren Körper wieder in natürlichen Einklang mit den allgemeinen Kräften, die unser Wohlbefinden bestimmen.

Kräuter vereinen in sich die energetische Kraft von Feuer, Wasser, Erde und Luft und setzen diese Energie so um, daß wir sie nutzen können. Naturheilkundige aus dem östlichen Kulturkreis sind davon überzeugt, daß Kräuter den natürlichen Heilungsprozeß des Körpers unterstützen, weil sie dem Körper fehlende Energie zuführen, somit den Energiehaushalt wieder ausgleichen und so den Menschen „heilen". Ein Mediziner aus dem westlichen Kulturkreis würde sagen, daß z.B. Knoblauch Stoffe enthält, die einen Virus oder Bakterien abtöten, und daß der Verzehr von Knoblauch deshalb dazu beiträgt, schneller mit einer Erkältung oder einer Blasenentzündung fertig zu werden. Die Indianer wiederum mahnen uns, die Lebenskraft in allen belebten Dingen zu achten, damit wir nicht seelisch verrohen und letztlich auch die Achtung für unsere Mitmenschen verlieren. Sie gehen davon aus, daß Kräuter uns dann am meisten nützen, wenn wir die ihnen innewohnenden Kräfte anerkennen. In der Tat spielt die Einstellung zur Wirkungsweise der Kräuter für unsere Gesundheit und für jede besondere Heilmethode eine große Rolle. (Viele Menschen werden von Placebos alleine gesund!) Kräuter sollten aber nicht so unbedacht eingenommen werden wie Aspirin.

Auch sollten wir gewisse Rituale einhalten, mit denen wir unsere Achtung und unser Vertrauen dem eigenen Körper ebenso wie den Kräutern gegenüber zum Ausdruck bringen. Dazu reicht schon eine kleine Teezeremonie, die ruhige Zuversicht, daß der Körper und die Kräuter positiv zusammenwirken werden, und schließlich die Dankbarkeit für die heilenden Kräfte der Kräuter.

Kräuter tun den Menschen seit altersher gut

Die Terminologie ist letztlich unwichtig – ob es sich nun um den Ausgleich im Energiehaushalt oder um die Bekämpfung einer Krankheit mit der chemischen Keule handelt –, das Wesentliche ist, daß Kräuter den Menschen seit altersher gut tun, sowohl als Nahrungsmittel als auch als Medikamente.

Arthritis/Gelenkprobleme

Etwa 48 % aller Frauen leiden während der Wechseljahre an einer Form von Arthritis oder Gelenkproblemen. Viele Kräuter, Vitamine, Mineralien und entsprechende Übungen können Arthritis lindern, ja sogar heilen helfen. Es gibt jedoch viele verschiedene Arten von Arthritis und ebenso viele verschiedene Individuen. Was für den einen Patienten vielleicht genau das Richtige ist, hilft dem anderen überhaupt nicht. Das Problem besteht also darin, die richtige natürliche Behandlung herauszufinden, die speziell bei *Ihrer* Arthritis hilft.

Arthritis gilt als Folgeerscheinung von Verunreinigungen des Blutes und der daraus resultierenden Vergiftung der Körperorgane. Naturheilkundige empfehlen daher für Arthritis und andere Krankheitszustände, einschließlich Krebs, eine Gruppe von Kräutern, die das Blut reinigen. Diese Heilpflanzen sollten über einen längeren Zeitraum eingenommen werden, um den Körper allmählich zu entgiften. (Eine schnelle Entgiftung kann sehr unangenehm sein.) Natürlich sollte man sich gesund ernähren und gesundheitsschädliche Angewohnheiten aufgeben, um dem Körper bei dieser Entgiftung zu helfen. Heilkräuter können kaum Hilfe bringen, wenn der Körper gleichzeitig mit immer neuen Giften belastet wird.

Heilpflanzen entgiften den Körper

Was auch immer geschieht, geben Sie nicht gleich auf. In den wenigsten Fällen stellt sich mit natürlichen Heilpflanzen über Nacht die wundersame Heilung ein – Heilpflanzen helfen Ihrem Körper, sich selbst zu heilen –, geben Sie ihnen also entsprechend Zeit. Ihr Krankheitsbild hat sich vermutlich langsam über viele Jahre hinweg entwickelt; es wird auch eine Weile dauern, bis Sie Ihre Krankheit überwunden haben. Trägt man allen individuellen Verschiedenheiten Rechnung, dann kann folgende Faustregel gelten: Wenn eine bestimmte Heilpflanze auch nach einigen Monaten noch keine Besserung bewirkt, sollte man eine andere versuchen. Suchen Sie immer weiter. Wenden Sie sich mit Ihrer Bitte um Hilfe an Freunde und Bekannte. Fragen Sie. Es gibt etwas, das genau das Richtige für Sie ist und Sie werden es finden.

Reinigung der Leber

▷ Im folgenden finden Sie eine **Pflanzenkombination,** die außer bei Arthritis auch bei vielen anderen Problemen, wie etwa den sogenannten Altersflecken hilft. Diese Mischung bewirkt eine gründliche Reinigung der Leber: 4 Teile **Chaparral**[1], 2 Teile **Yucca,** 1 Teil **Wanzenkraut,** 1 Teil **Löwenzahn,** 1 Teil **Sassafras,** 1 Teil **Gelbholzbaumrinde;** 1 Teil **Ingwerwurzel;** 1 Teil **Klettenwurzel.** Die einzelnen Kräuter vermischen, im Mörser pulverisieren und in Kapseln mit der Größe Nr. 00 abfüllen (siehe Kapitel 2). Als Dosierung empfiehlt sich die Einnahme von zwei Kapseln dreimal täglich. Ihre optimale persönliche Dosierung können Sie bestimmen, indem Sie Ihre Reaktionen beobachten, Ihrer Intuition folgen oder sich kinesiologisch testen (siehe Kapitel 2). Passen Sie die Dosierung der Besserung Ihres Zustands an.

Ausscheidung von Harnsäure

▷ Die Samen, Wurzeln oder Blätter von **Löwenzahn, Vogelmiere, Yucca, Teufelskralle** und **Klette** können auch erfolgreich für die Behandlung von Arthritis eingesetzt werden. Man kann sie entweder in Kapseln oder einzeln in Form eines Aufgusses zu sich nehmen (siehe Kapitel 2), oder aber man mischt sie in beliebiger Zusammensetzung je nach Bedarf. Klettensamentee eignet sich auch hervorragend zur Behandlung von Gicht, da er die Ausscheidung von Harnsäure verstärkt. Das gleiche gilt für Tees aus **Teufelskralle, Selleriesamen** oder **Maisfäden.**

---

1 Chapparal ist kürzlich von der US-Lebensmittelbehörde verboten worden, weil es angeblich „Leberprobleme" auslöst. Diese stark reinigende Heilpflanze muß in der Tat mit entsprechender Sorgfalt und Vorsicht verwendet werden, um ebenso sicher zu wirken, wie sie es seit Hunderten, wenn nicht Tausenden von Jahren getan hat. Siehe auch in Kapitel 2 die Bemerkungen über die Sicherheit von Heilpflanzen.

▷ **Vogelmiere** als Badewasserzusatz hilft bei Gelenk- und Muskelschmerzen. Ebenso hilfreich für die Gelenke ist eine Tinktur aus der frischen Pflanze, von der man 20 bis 30 Tropfen (siehe Kapitel 2) in Wasser verdünnt zwei- bis dreimal täglich mehrere Monate lang einnimmt. Man kann auch frische Vogelmiere essen oder täglich Vogelmierentee trinken.

▷ **Luzerne,** auch **Alfalfa** genannt, was in arabisch so viel wie „Vater aller Kräuter" bedeutet, hilft bei Arthritis. In einigen mir persönlich bekannten Fällen bestand die richtige Dosierung aus sechs Tabletten oder Kapseln dreimal täglich.
Auch Luzernentee ist sehr nützlich.

▷ Schon die geringe Menge von einem Teelöffel (pulverisiertem) **Seetang** (Blasentang, Speiserotalge etc.) kann bei Gicht, Arthritis und allen möglichen Symptomen der Wechseljahre helfen. Seetang enthält sehr hohe Nährwerte und wirkt ausgleichend auf den Hormonhaushalt. (Ich persönlich nehme neben den übrigen Kräutern und Vitaminen einen halben Teelöffel pulverisierten Blasentang auf ein Glas Grapefruitsaft zweimal täglich.)

▷ **Schachtelhalm** wirkt vorbeugend gegen Arthritis und stärkt die Knochen. Es enthält Silizium in einer leicht assimilierbarer Form und ist daher sehr wichtig für Patienten, die zur Osteoporose neigen.

Silizium in leicht assimilierbarer Form

Depressionen, Nervosität, Teilnahmslosigkeit, Reizbarkeit

Depressionen können viele Ursachen haben: von niedrigem Blutzucker bis zu schlechter Allgemeinernährung, hoher Belastung, Umweltverschmutzung und hormonellem Ungleichge-

Geben Sie jeder Pflanze einige Wochen Zeit

wicht. Die folgenden Kräuter oder auch eine Kombination davon haben sich in vielen Fällen als hilfreich bei Depressionen erwiesen. Vergessen Sie nie, daß viele Kräuter langsam wirken; sie helfen dem Körper, sich anzupassen und sich allmählich zu erneuern. Geben Sie jeder einzelnen Pflanze einige Wochen, vielleicht sogar ein paar Monate Zeit, ihre Wirkung zu entfalten. Lassen Sie sich vor allem nicht entmutigen. Es gibt durchaus auch Fälle, in denen schon innerhalb von drei Tagen Reaktionen zu beobachten sind.

▷ **Mate-Tee** als Aufguß bei Teilnahmslosigkeit.

▷ Bei Teilnahmslosigkeit kann man auch eine Mischung aus **Damiana, Gotu Kola, Rosmarin** und **Lavendel** versuchen.

▷ Ein Tee aus **Löwenzahnblüten** oder **-blättern** wirkt beruhigend und erholsam für gereizte Nerven. Kochendes Wasser über eine Handvoll Blätter oder Blüten gießen, einige Minuten ziehen lassen und eventuell etwas Honig zugeben. *Vorsicht:* Pflücken Sie keinen Löwenzahn von chemisch gedüngten Wiesen oder von Straßenrändern.

▷ Die folgende **Pflanzenkombination** liefert Kalzium, ein natürliches Beruhigungsmittel für Streßsituationen: Beinwellwurzel, Luzerne, Wilder Hafer, Irisch Moos, Schachtelhalm.

▷ Geben Sie eine oder zwei ganze **Nelken** oder auch eine Prise geriebene Nelken Ihrem Tee bei.

▷ **Damiana** gilt als mildes Aphrodisiakum für beiderlei Geschlecht; es wird auch bei Depressionen und als Nervenmittel verwendet.

▷ **Sibirischer Ginseng** als Tee oder in Kapselform.

▷ **Pau d'Arco** als Tee oder in Kapselform.

▷ **Benediktusdistel** als Tee oder in Kapselform.

▷ **Wanzenkraut,** ein Tee oder Kapseln von der Wurzel, bei allen Arten von nervösen Beschwerden geeignet.

▷ **Helmkraut** wird von jeher als Beruhigungsmittel für die Nerven und als Heilmittel bei einer Schädigung des Nervensystems, einschließlich des Rückenmarks, verwendet. Als Dosierung sind 90 ml des Aufgusses dreimal täglich zu empfehlen. Helmkraut sollte so frisch wie möglich verwendet werden.

▷ **Hafergrütze** oder auch Haferschleim als Aufguß, Tinktur, flüssiges Extrakt oder auch ganz einfach als Zwischenmahlzeit wird Ihren Nerven gut tun, Ihre Kräfte wiederherstellen und Sie fit halten.

▷ **Blasentang,** einen Teelöffel des Pulvers täglich oder die entsprechende Menge (1000 mg) in Tabletten oder Kapseln, beruhigt gereizte Nerven.

▷ **Cayennepfeffer, Sibirische Ginsengwurzel** und **Gotu Kola** sind als Kombination in Kapselform oder als Tee ein richtiger Muntermacher.

▷ **Knoblauch** und **Zwiebeln** als Bestandteil der täglichen Ernährung. Wenn Sie ihre Freunde und Mitarbeiter, die nicht täglich Knoblauch essen, schonen wollen, dann nehmen Sie geruchlose Knoblauchkapseln. *Vorsicht:* Als Liliengewächse enthalten diese Pflanzen Schwefel und sind daher unter Umständen schlecht verträglich für Personen, die allergisch auf Schwefel reagieren.

Geruchlose Knoblauchkapseln

▷ **Süßholzwurzel,** wenn erhöhter Blutzucker die Ursache der Beschwerden ist. Beobachten Sie sich aber genau, wenn Sie hohen Blutdruck haben.

▷ **Löwenzahnwurzel** ist ebenfalls gut geeignet für die Regulierung von Blutzucker.

▷ **Beifuß,** *(Leonurus cardiaca)*, diese Pflanze hilft und beruhigt bei einer Vielzahl nervöser Beschwerden in den Wechseljahren. *Vorsicht:* nicht einnehmen, wenn man eine Schwangerschaft vermutet oder wenn die Menstruationsblutungen gewöhnlich sehr stark sind. Beifuß kann zu einer Gebärmutterblutung führen.

▷ **Kürbiskerne** enthalten Tryptophan, eine essentielle Aminosäure; sie wirken beruhigend und entspannend und fördern einen guten Schlaf. Knabbern Sie etwa 200 g täglich.

▷ **Kamillentee** wirkt sehr beruhigend und entspannend.

Hyperaktive Enkelkinder

▷ **Passionsblumentee** ist wunderbar entspannend und beruhigend. (Er eignet sich hervorragend für hyperaktive Enkelkinder! Das gleiche gilt für **Kamille** und **Katzenminze**.) Die Passionsblume hilft auch bei Nervenschwäche und sogar bei Ischias.

▷ **Selleriesamen,** abgekocht, beruhigen und entspannen die Nerven.

▷ **Katzenminze,** als Tee oder in Form von Kapseln, beruhigt und entspannt.

▷ Auch **Pfefferminze, Grüne Minze** und **Baldrianwurzel** als Tee oder in Kapselform haben eine beruhigende Wirkung.

▷ **Schizandra** *(Schizandra chinensis)*, ein ausgleichendes Mittel aus China und Tibet, gibt verbrauchte Energie zurück und wirkt Depressionen entgegen. *Vorsicht:* Epileptiker, Menschen mit einem hohen Schädelinnendruck, mit hohem Blutdruck oder mit einem hohen „Säuregrad" sollten dieses Mittel nicht nehmen.

▷ **Yamswurzel** ist ein weiteres beruhigendes Mittel.

Empfängnisverhütung

Sie dürfen nicht glauben, nicht mehr schwanger werden zu können, nur weil Ihre Periode einmal sechs Monate lang ausgeblieben ist. In den Wechseljahren kommt es immer seltener und manchmal auch recht unregelmäßig zum Eisprung, bis er schließlich ganz ausbleibt. Selbst wenn Sie ein ganzes Jahr keine Periode mehr gehabt haben und über 52 Jahre alt sind, ist das Risiko, schwanger zu werden, zwar sehr gering, aber immer noch nicht völlig auszuschließen.

Eisprung in den Wechseljahren

▷ Einige Heilkräuter und Nahrungsmittel (siehe Kapitel 7) enthalten sogenannte **Phytoöstrogene**. Eine hohe Konzentration dieser Substanzen kann nach Aussage von Claude L. Hughes von der Duke University eine Empfängnis verhindern (gleichzeitig schützen diese Substanzen vor Krebserkrankungen im Bereich der Brust oder der Eierstöcke). Er fand heraus, daß bei Vegetariern der Phytoöstrogenspiegel 100fach höher ist, als bei Menschen, die Fleisch essen. Sowohl bei Männern wie auch bei Frauen wurde eine Ernährung, die wenig Phytoöstrogene enthält, mit Krebserkrankungen im Fortpflanzungsbereich und mit Herzerkrankungen in Verbindung gebracht. Man geht davon aus, daß das Risiko dieser chronischen Erkrankungen für Frauen während und nach den Wechseljahren eventuell

Phytoöstrogene

Bei Vegetariern 100fach höher

reduziert werden kann, wenn die tägliche Ernährung Kräuter und Nahrungsmittel mit einem hohen Phytoöstrogenanteil enthält. Unter den Kräutern, die Phytoöstrogen enthalten, sind Luzerne, Anis, Roter Klee, Fenchel, Knoblauch, Hopfen, Süßholzwurzel, Hafer, Petersilie und Salbei.

▷ **Frauenwurzel** *(Caulophyllum thalictroides),* auch bekannt als Blauer Cohosh, ist ein menstruationsförderndes Mittel, das helfen kann, die Menses herbeizuführen und zu regulieren. Die Chippewa-Indianer haben angeblich einen starken Aufguß der Wurzel als Empfängnisverhütung getrunken. Während der Schwangerschaft darf es nur eingenommen werden, wenn die Geburt eingeleitet werden soll. Das Mittel fördert eine rasche und schmerzfreie Entbindung. Es kann im Frühstadium auch als Abortivmittel eingesetzt werden.

▷ Ein täglicher Aufguß der Blütenspitzen der **Benediktusdistel** *(Carduus benedictus)* soll ebenfalls empfängnisverhütend wirken. Auch dieses Mittel kann abortiv wirken; viele Kräuterheilkundige warnen daher davor, zuviel davon in der Schwangerschaft zu nehmen.

▷ **Wacholder** *(Juniperus communis L.)* ist ein weiteres menstruationsförderndes Mittel, das auch empfängnisverhütend wirken kann, wenn man drei aufeinanderfolgende Tage lang den Teeaufguß aus den Beeren trinkt.

▷ **Yamswurzel** *(Dioscorea villosa)* ist ebenfalls empfängnisverhütend. Sie enthält die wesentlichen Grundbestandteile, die zur künstlichen Herstellung der „Pille" verwendet werden. Man nehme morgens und abends drei Kapseln, solange man eine Empfängnis vermeiden möchte. Es sind keine unangenehmen Nebenwirkungen bekannt, vielmehr wirkt es beruhigend, normalisiert die Menstruation, lindert Krämpfe und hilft bei Geschwüren und Blähungen.

▷ **Poleiminze**, auch **Flohkraut** genannt, wird sowohl als empfängnisverhütendes als auch als Abortivmittel verwendet. Eine bis maximal drei Tassen täglich vom Aufguß dieses Krautes gelten als Präventivmaßnahme.

Endometriose

Dieses Krankheitsbild verschwindet im allgemeinen während der Menopause, weil die schmerzhaften Reaktionen der Gebärmutterzellen ja nur durch die Sexualhormone bewirkt werden. Wenn Sie kurz vor der Menopause stehen und die Symptome nicht lebensbedrohend oder stark schwächend sind, dann sollten Sie mit Ihrem Arzt erwägen, ob die Gebärmutterentfernung, die manchmal als Therapie für Endometriose angeordnet wird, nicht hinausgezögert werden kann. Wenn Sie sich für das Abwarten entscheiden, dann könnten folgende Kräuter in der Zwischenzeit hilfreich sein:

▷ **Mönchspfeffer** ist bei der Behandlung von Endometriose besonders wirksam. Er funktioniert über die Hirnanhangdrüse, die wichtigste Drüse im Körper. Wie weiter unten bei „Östrogen" erwähnt, bewirkt diese Pflanze einen ausgeglichenen Hormonhaushalt, indem sie die Produktion von Progesteron im Verhältnis zum Östrogen reguliert.

Bewirkt einen ausgeglichenen Hormonhaushalt

▷ **Nachtkerzenöl** oder andere Träger von Omega-3-Fettsäuren, die Entzündungen reduzieren, können ebenfalls hilfreich sein. Versuchen Sie selbst, die angemessene Dosierung herauszufinden.

Energie

Es gibt eine große Auswahl natürlicher Energiespender. Ihr Vorteil liegt darin, daß sie mit den gegebenen Kraftreserven des Körpers arbeiten und sie auf eine sanfte Weise stärken, anstatt den Körper anzutreiben, mit aller Gewalt Schwäche und Erschöpfung zu überwinden. Es gibt durchaus Kräuter oder Kräuterkombinationen, die diesen unmittelbaren „Muntermachereffekt" vermitteln; sie sind immer noch besser für Ihren Körper als gewisse Medikamente, die aktive Ingredienzen enthalten. Ephedra ist zum Beispiel sanfter in seiner Wirkung als Pseudoephedrin, das aus Ephedra hergestellt wird.

Kräuter mit „Muntermachereffekt"

Man kann jedoch nicht davon ausgehen, daß eine Pflanze in jedem Fall hundertprozentig sicher im Gebrauch ist, nur weil sie natürlich, d.h. nicht behandelt ist. Natürliche Substanzen, und dazu gehören auch Nahrungsmittel, müssen mit einer gewissen Intelligenz gehandhabt werden. Ephedra kann, ungeachtet aller seiner wohltuenden Wirkungen, den Blutdruck erhöhen. Dies wird für die meisten Menschen unproblematisch sein; für jemanden aber, der schon hohen Blutdruck hat, sollte eine andere Pflanze gewählt werden. Sie haben sicher schon bemerkt, daß viele Kräuter für verschiedene Gesundheitsprobleme nützlich sind und daß umgekehrt jede beliebige Pflanze bei vielen verschiedenen Problemen hilft. Kräuter können Ihnen die Kraft geben, die Ärmel hochzukrempeln und anzupacken, was zu tun ist.

▷ **Astragallus,** auch als **Huang Qi** bekannt, stärkt nicht nur das Immunsystem, sondern auch die persönlichen Energiereserven.

▷ **Avena**, auch als **Echter Hafer,** Haferschleim und Hafergrütze bekannt, wirkt stärkend auf Nerven und Nebennierendrüsen und baut dadurch im Körper Energiereserven auf. Eine Tasse Avenatee mindestens einmal die Woche wirkt auch verjüngend auf Knochen, Nerven, Haut und Haare.

▷ **Bienenpollen** sind zwar genau genommen keine Pflanze, sie werden aber von den Bienen mit Hilfe der Pflanzen gemacht. Sie schenken Energie, Vitalität und Gesundheit. *Vorsicht*: Es gibt allergische Reaktionen auf Bienenpollen. Versuchen Sie zunächst eine kleine Menge unter der Zunge, um eventuelle Reaktionen zu erkennen, bevor Sie die Substanz in Kapselform einnehmen.

Zunächst eine kleine Menge unter der Zunge versuchen

▷ **Cayennepfeffer** ist ein gutes tägliches Stärkungsmittel, das dem Herz, dem Kreislauf und den allgemeinen Energiereserven gut tut. Nehmen Sie dreimal täglich $^{1}/_{4}$ Teelöffel in einem Glas Wasser oder Saft. Es ist auch in Kapselform erhältlich.

▷ **Damiana,** ein Aphrodisiakum, spendet Energie und wirkt ausgleichend auf den Hormonhaushalt.

▷ **Fo-Ti** ist ein hervorragendes Stärkungsmittel für das gesamte hormonelle System; es kräftigt, verjüngt und vitalisiert.

▷ **Knoblauch** kräftigt und vitalisiert den Körper ebenso, ganz abgesehen von den vielen anderen Wundertaten, die diese Pflanze vollbringt. Die alten Ägypter und Römer hatten also doch recht.

▷ **Ingwer** wirkt stimulierend und wärmt von innen, wenn er häufig eingenommen wird. Beachten Sie aber, daß Ingwer auch ein menstruationsförderndes Mittel ist und zu Blutungen führen kann.

▷ **Gotu Kola** gibt Ihnen Energie und Vitalität. Kombinieren Sie es mit **Cayennepfeffer** und **Sibirischem Ginseng,** und Sie werden sich topfit fühlen. Gotu Kola soll auch das Gedächtnis verbessern, vorzeitiger Senilität vorbeugen und ein langes Leben bewirken.

Ein natürlicher Jod-Spender

▷ **Blasentang** oder **Seetang** beugt Müdigkeit vor, indem es den Körper und alle Drüsen, einschließlich Schilddrüse und Nebennieren, mit Nährstoffen versorgt. Nehmen Sie einen Teelöffel Blasentangkörnchen oder die einem Gramm entsprechende Menge (1000 mg).

▷ **Brennessel** verringert die Müdigkeit, indem es die Nebennieren unterstützt und dem ganzen Körper Nährstoffe zuführt. Trinken Sie zwei Tassen Brennesseltee pro Tag. Es hilft sogar Patienten mit dem „Epstein-Barr-Virus".

▷ **Flohkraut** oder **Poleiminze** wirkt beruhigend, spendet aber gleichzeitig auch Energie. Nehmen Sie diese Pflanze auf keinen Fall ein, wenn Sie schwanger sind. Sie wird immer wieder als Abortivum benutzt.

▷ **Mate-Tee** wird schon seit langem als Vitalitäts- und Energiespender genutzt.

▷ **Sibirischer Ginseng** gilt als adaptogen (d.h. es soll den Organismus vor Streßsituationen schützen und seine Abwehrkräfte stärken) und ist berechtigterweise bekannt für seine vitalisierenden und energiespendenden Eigenschaften. Besonders gut wirkt es in Kombination mit **Gotu Kola** und **Cayennepfeffer**.

▷ **Sarsaparilla** ist in Kombination mit **Sibirischem Ginseng** ebenfalls ein guter Energiespender.

▷ **Süßholzwurzel** spendet Energie, indem es die Nebennieren unterstützt. Es hilft auch, den Blutzuckerspiegel zu stabilisieren, was dann wiederum dazu beiträgt, Energie aufrechtzuerhalten. Eine Prise Süßholzwurzelpulver schmeckt übrigens süß und gar nicht lakritzeartig. Man kann damit gut Kräutertees süßen. *Vorsicht:* Nehmen Sie Süßholzwurzel nicht in größeren Dosierungen, wenn Sie hohen Blutdruck oder eine Überfunktion der Nebennieren haben.

▷ **Schizandra** wird von vielen Naturvölkern auf der ganzen Welt als Energiespender verwendet. Die Nanajas, ein Jägerstamm in Nordchina, brauchen während des ganzen Tages bei der Jagd nichts zu essen, wenn sie vorher ein paar Schizandrabeeren zu sich genommen haben. Das gleiche gilt für Jäger in Ostsibirien. Angeblich hat es auch russischen Piloten im Zweiten Weltkrieg geholfen, Sauerstoffmangel zu ertragen. Man geht auch davon aus, daß es die Regenerationsprozesse des Körpers beschleunigt. *Vorsicht:* Epileptiker und Menschen mit einem hohen Schädelinnendruck, starkem Bluthochdruck oder hohem Säuregrad sollten das Mittel nicht einnehmen.

Beschleunigt die Regenerationsprozesse

▷ **Ephedra,** auch bekannt als **Mormonentee,** wird häufig bei Entzündungen der Nebenhöhlen, Bronchitis, Asthma und Gewichtsverlust angewendet, aber es hat auch eine energiespendende Funktion. *Vorsicht*: Bei hohem Blutdruck oder bei großer Schwäche sollte es nur in geringen Mengen in der Form einer Kräuterkombination eingenommen werden. Wenn es spät am Tag eingenommen wird, hindert es manche am Einschlafen.

Gedächtnis

▷ **Benediktusdistel** versorgt das Gehirn bekanntlich mit Sauerstoff, belebt es damit und verbessert das Gedächtnis.

▷ **Ginkgo** ist ebenso dafür bekannt, das Gedächtnis zu verbessern, und soll sogar Alzheimer-Patienten in der frühen Phase geholfen haben. Die Forschung belegt, daß Ginkgo die Sauerstoffzufuhr zum Gehirn und damit die Denkfähigkeit verbessert. Es ist insgesamt gut für die Durchblutung. Ginkgo ist reich an Antioxydanzien und Bioflavonoiden und hat angeblich schon einen Patienten von Makuladegeneration geheilt. Es wird in Kapselform oder als Extrakt eingenommen.

▷ **Lorbeer** ist ebenso wohltuend für das Gehirn.

▷ **Blasentang,** diese äußerst vielseitige Pflanze, ist auch nährstoffreich für das Gehirn. Versuchen Sie, täglich davon zu essen.

▷ **Gotu Kola, Yerba Mate, Sibirischer Ginseng** und **Passionsblume** sind von jeher bekannt dafür, daß sie das Gedächtnis und die Konzentrationsfähigkeit stärken.

Gefühlsschwankungen

Während der Wechseljahre spielen die Hormone verrückt

Einzelne oder auch eine Kombination der Kräuter, die Sie im Abschnitt „Depressionen" finden, helfen auch bei den „eigenartigen" Gemütsschwankungen. Probieren Sie verschiedene aus, seien Sie geduldig und beobachten Sie sich selbst. Sie können auch den schnelleren Weg wählen und mit dem kinesiologischen Test das passende Mittel ausfindig machen (siehe Kapitel 2). Während der Wechseljahre spielen die Hormone verrückt, und Sie erleben ein ständiges Wechselbad an Gefühlen. An einem Tag scheint die Welt in Ordnung zu sein, und alles wirkt positiv und optimistisch auf Sie, am anderen Tag oder schon im nächsten Augenblick geht alles schief, und Sie können gar nicht schnell genug zu den Taschentüchern greifen, um ihre Tränen zu trocknen, oder Sie haben Mühe, Ihre aufbrausenden Emotionen unter Kontrolle zu halten. Mit Hilfe des kinesiologischen Tests (siehe Kapitel 2) können sie genau bestimmen, wieviel und was Ihr Körper in diesem Moment braucht.

Außerdem wirken die Kräuter und Pflanzenkombinationen, die für einen ausgeglichenen Hormonhaushalt sorgen, vorbeugend gegen extreme Gefühlsschwankungen oder können die Symptome zumindest abmildern.

Geschlechtsverkehr

Bei etwa 20 % der Frauen verringert sich während der Wechseljahre das sexuelle Verlangen. (Das ist, positiv betrachtet, eine gute Nachricht: Bei 80 % der Frauen verringert sich das sexuelle Verlangen nicht!) Einige Frauen berichten sogar über verstärktes sexuelles Verlangen, und bei den übrigen bleibt alles wie bisher. Wie auch immer es in Ihrem Falle sein mag, vielleicht finden Sie gelegentlich das eine oder andere der folgenden Kräuter hilfreich. Einige davon gelten als Aphrodisiakum. Im Gegensatz zu Henry Kissinger, der einmal „Macht als das beste Aphrodisiakum" bezeichnet hatte, sind wir allerdings der Meinung, daß gute Gesundheit und eine positive Lebenseinstellung diesem Zweck viel eher dienlich sind. Wenn Sie zusätzlich noch auf die Verbesserung und den Ausgleich des Hormonhaushalts achten (siehe unten im Abschnitt „Östrogen"), dann werden sich viele Probleme von ganz alleine lösen.

Bei 80 % der Frauen bleibt alles wie bisher

▷ **Hafer** (oder **Avena**) kann Ihr Liebesleben verbessern. Hafer hilft bei nervösen Funktionsstörungen; 30 bis 60 Tropfen der Tinktur dreimal täglich wirken der sexuellen Neurasthenie, d.h. der Gefühllosigkeit im Vaginalbereich, entgegen. Hafer ist reich an Nährstoffen, wirkt belebend auf das endokrine System und verbessert die Gesundheit im allgemeinen. Hafer wird Ihr sexuelles Empfinden verstärken, weil diese Pflanze Nervennahrung enthält: Liebkosungen werden wieder zum Vergnügen. Trinken Sie mindestens einmal wöchentlich eine Tasse Hafertee und essen Sie so oft wie möglich Haferschleim.

▷ **Damiana** ist seit jeher bekannt als Aphrodisiakum und Energiespender für Frauen und Männer.

Stärkungsmittel für das Fortpflanzungssystem

▷ **Sägepalme** ist ein Stärkungsmittel für das männliche wie das weibliche Fortpflanzungssystem. Es hilft vor allem Männern mit Prostataproblemen. Es wirkt sexuell stimulierend und wird als Tinktur in Kombination mit Hafertinktur zur Behandlung von sexueller Neurasthenie eingesetzt.

▷ **Veraticum luteum** ist ein weiteres, seit langer Zeit bewährtes Aphrodisiakum.

▷ Auch ein Aufguß von **Bockshornkleesamen** steigert die Liebeskraft.

▷ **Fo-Ti** ist ein nährstoffreiches und stärkendes Kraut; es belebt die endokrinen Drüsen und wirkt in größeren Mengen als Aphrodisiakum.

▷ Vergleichbar in seiner Wirkung ist **Gotu Kola**, das in Indien das Kraut der Langlebigkeit genannt wird.

▷ **Sibirischer Ginseng** und **Sarsaparilla** entfachen ein erschlaffendes Liebesleben sowohl bei Männern als auch bei Frauen zu neuer Glut. Es wird sogar von Frauen berichtet, die diese Kombination ihren Männern ins Essen mischen.

▷ **Helmkraut** unterdrückt übermäßig starkes sexuelles Verlangen, vor allem, wenn es mit **Poleiminze, Schneeball** und/oder **Hopfen** kombiniert wird.

Gewichtskontrolle

▷ **Vogelmiere** und **Kleekraut** helfen bei der Verbrennung von Fett. Vogelmiere kann roh in Salaten oder in Form von

Kapseln, Tee oder Tinktur verwendet werden. Trinken Sie drei oder mehr Tassen von dem Tee täglich und seien Sie nicht zu ungeduldig: Es kann zwar etwa zwei Monate dauern, aber dann werden Sie eine deutliche Besserung spüren.

▷ **Yerba Mate, Eichenrinde** oder **Fenchel** verringern den Appetit und fördern die Verdauung.

▷ Auch eine Tinktur von **Weißdorn** und **Vogelmiere**, zweimal täglich in Wasser gelöst, hilft bei Gewichtsproblemen.

▷ **Ma Huang (Chinesisches Ephedra)** und **Kolanuß** erzeugen Wärme: Auch wenn Sie weniger Kalorien zu sich nehmen, helfen diese Kräuter dem Körper, die gleiche Menge an Energie zu verbrennen. Sie werden deshalb häufig als Kombination zur Behandlung von Gewichtsproblemen eingesetzt. Auch **Schachtelhalm** erzeugt Wärme. Diese Kräuter brauchen ungefähr drei Monate, bis sie ihre volle Wirksamkeit entfalten. Und wie alle Diäthilfen wirken sie am besten, wenn sie mit einer sinnvollen Ernährung kombiniert werden. *Vorsicht:* Ephedra wirkt auf manche Menschen belebend, so daß sie schlecht einschlafen können.

Diäthilfen wirken am besten mit einer sinnvollen Ernährung

▷ **Petersilie, Mais** oder **Löwenzahn** wirken harntreibend.

▷ **Stevia** ist ein unbedenklicher pflanzlicher Süßstoff.

▷ **Luzerne** wirkt reinigend und entgiftend und ist ein hervorragender Nährstoff, der die Nützlichkeit anderer Kräuter noch erhöht.

▷ Tee aus **Fenchelsamen** zügelt den Appetit. Gießen Sie einen halben Liter kochendes Wasser über zwei Teelöffel der Samen, 15 Minuten in der geschlossenen Kanne ziehen lassen. Trinken Sie vor den Mahlzeiten eine halbe bis ganze Tasse.

Sie können den Tee auf Vorrat kochen und im Kühlschrank bis zu drei Tagen aufbewahren. Dieser Tee hilft auch bei Blähungen, Sie können in diesem Fall aber auch einfach ein paar Samenkörner kauen.

▷ Tee aus **Selleriesamen** ist harntreibend und hilft vielen Patienten mit Harnverhaltung. Zerdrücken Sie einen oder zwei Teelöffel, übergießen Sie die Samen mit einer Tasse kochendem Wasser und lassen Sie den Tee 20 Minuten lang ziehen. Trinken Sie zwei bis drei Tassen täglich.

▷ **Erlenblättriger Kreuzdorn** oder eines der anderen Kräuter im Abschnitt „Verstopfung" hilft bei der Entleerung des Darms.

Füllmaterial und Ballaststoffe wirken abführend

▷ **Kleie** oder **Psyllium**, in Hülsen oder als Samen, oder auch **Glucomanan** oder **Guar-Harz** sind Füllmaterial. Wenn Sie diese Stoffe mit einem Glas Wasser etwa eine halbe Stunde vor dem Essen einnehmen, empfinden Sie ein Gefühl der Sättigung, so daß Sie weniger essen werden. Außerdem enthalten sie Ballaststoffe, wirken abführend und stabilisieren die Hormone und den Blutzucker. *Vorsicht:* Nehmen Sie dieses Füllmaterial nicht gleichzeitig mit Vitaminen, Kräutern oder Medikamenten. Es bildet eine unverdauliche Masse; Nahrungszusätze werden zusammen mit dieser Masse schnell abgeführt und können ihre Wirkung dann nicht mehr entfalten.

Haar

Die meisten Menschen sind sich nicht darüber im klaren, daß schönes Haar von gesunder Ernährung und sorgfältiger Pflege abhängt. Die folgenden Kräuter und Ölbehandlungen können Ihnen helfen, Ihr Haar mit den Stoffen zu versorgen, die es während der Wechseljahre und danach braucht.

Kräuter für gesundes Haar

▷ Nehmen Sie über einen längeren Zeitraum hinweg einzelne, mehrere oder alle der folgenden Kräuter: **Schachtelhalm, Brennessel, Petersilie, Blasentang, Zwiebel, Cayennepfeffer, Rosmarin, Himbeerblätter, Salbei, Klette.**

Graues Haar

▷ In den alten Kulturen wurde **Henna** verwendet, um Haare, Bärte, Pferdeschwänze und Pferdemähnen, Nägel, Handinnenflächen und Fußsohlen zu färben. Henna ergibt eine rötliche Tönung und eine strahlende kastanienbraune Haarfarbe. Wenn man mit Indigo mischt, wird die Farbe eher blauschwarz. Henna und **Kamille**, zu gleichen Teilen miteinander vermengt, ergeben eine rötlich-braune Tönung. Henna färbt das Haar nicht nur, sondern gibt ihm auch Nährstoffe. Es schützt vor den schädlichen Auswirkungen der Luftverschmutzung und zu starker Sonnenstrahlen und läßt sich allmählich innerhalb von acht bis zwölf Wochen auswaschen. Bevor Sie sich die Haare mit Henna färben, probieren Sie es zunächst an einer kleinen Strähne aus. Graue oder weiße Haare können durch Henna eine gelbe bis orange Färbung annehmen! Die Farbe wird intensiver, je stärker der Henna-Aufguß ist.

Henna gibt Nährstoffe und schützt vor starken Sonnenstrahlen

▷ **Salbeitee** macht graues Haar dunkler. Eine halbe Tasse Salbeiblätter wird mit zwei Tassen kochendem Wasser aufgebrüht und einige Stunden stehengelassen. Dann wird die Flüssigkeit abgeseiht und das Haar damit mehrmals gespült. Nicht ausspülen. Mit dem Handtuch abtupfen und trocknen lassen.

▷ Dasselbe kann mit **Kamille** versucht werden, um blonde Lichter im Haar zu betonen.

Trockenes Haar und Haarausfall

▷ Trockenes Haar und Haarausfall können eine der Nebenwirkungen der Anti-Baby-Pille sein.

▷ Zwei gehäufte Teelöffel **Meersalz** werden in einem Liter kochendem Wasser aufgelöst, dann bleibt die Flüssigkeit zum Abkühlen stehen. Reiben Sie davon eine kleine Menge täglich nach dem Haarewaschen in die Kopfhaut ein.

▷ Gleiche Mengen **Rosmarin** und **Salbei** werden mit kochendem Wasser übergossen. Fünf bis fünfzehn Minuten ziehen lassen, abkühlen und die Flüssigkeit in die Kopfhaut und Haare einmassieren. Mit dem Handtuch trockenrubbeln. Mit der Zeit wird diese Behandlung den Zustand Ihres Haars verbessern; unter Umständen wird es auch ein wenig dunkler.

▷ Bei trockenem, brüchigem Haar wirken warme Ölbehandlungen. Erwärmen Sie zwei Eßlöffel Olivenöl in einem Dampfbad und massieren Sie es so heiß wie möglich in die Kopfhaut ein. Ein Handtuch wird in heißes Wasser getaucht, ausgewrungen und für eine halbe bis ganze Stunde um den Kopf gewickelt. Das Handtuch sollte immer wieder warm gemacht werden. Dann waschen Sie Ihr Haar mit einem milden Kräutershampoo und spülen zum Schluß mit Apfelweinessig. Ein Tip, um das Öl leicht wieder auszuwaschen: Massieren Sie das Shampoo zunächst ohne Zugabe von Wasser in das Haar ein.

Ein Tip, um Öl leicht auszuwaschen

▷ Nehmen Sie morgens und abends einen Teelöffel voll Weizenkeimöl ein.

▷ Ein weiterer Tip ist, so oft wie möglich den Kopf vornüber zu beugen. Tun Sie dies, wenn Sie Shampoo oder Öl aufbringen, wenn Sie das Haar trockenreiben und wann immer

Sie auch während des Tages daran denken: Sie erreichen dadurch eine bessere Durchblutung der Kopfhaut.

▷ Stellen Sie aus **Olivenöl** und **Brennessel** ein Pflanzenöl her (siehe Kapitel 2). Sie können dazu die Wurzeln, Blätter und die ganze Pflanze verwenden. Lassen Sie es etwa einen Monat „ziehen" und massieren Sie dann einen Löffel des erwärmten Öls abends in die Kopfhaut ein. Erst am Morgen wird das Haar gewaschen. Diese Behandlung sollte einmal wöchentlich erfolgen.

Einen Löffel erwärmtes Öl in die Kopfhaut einmassieren

Bei Haarausfall

▷ **Blasentang** in „großen Mengen" wirkt angeblich gegen Haarausfall.

▷ Ein Tee aus den Blättern des **Eibisch**, der in die Kopfhaut einmassiert wird, beugt Haarausfall vor. Dasselbe gilt für den Aufguß von **Rosmarin** und **Salbei**. Auch **Brennesseltee** hilft, wenn man ihn täglich trinkt und das Haar damit spült.

▷ Ein Tee aus **Pfirsichblättern**, einmal täglich getrunken, wirkt gegen Haarausfall und fördert das Wachstum der Haare.

Zur Anregung des Haarwachstums

▷ **Mönchspfeffer** in Kapselform oder als Tee stimuliert das Wachstum der Haare.

▷ Ein Tee oder auch eine Spülung aus **Himbeerblättern** fördert das Wachstum.

▷ Eine **Kombination** aus Eichenrinde, Beinwellblättern, Kieselwurzel, Eibisch, Königskerze, Walnußschalen, Ulme, Ringelblume und Helmkraut stärkt als warmer Umschlag das Haarwachstum. Tränken Sie einen ungefärbten Baumwollstoff mit einem starken Aufguß dieser Kombination. Bedecken Sie damit Ihr Haar und setzen Sie eine Duschkappe oder Bademütze darüber. Dies sollten Sie etwa sechs Wochen lang jeden Abend vor dem Zubettgehen machen. Diese Behandlung eignet sich auch gut, wenn die Kopfhaut geschädigt ist.

Massage mit Ölen und ein Sonnenbad für Ihr Haar

▷ Es gibt noch ein anderes Rezept, um das Wachstum der Haare anzuregen; nach Aussage Dr. Christophers wirkt diese Behandlung sogar bei völliger Kahlköpfigkeit! Es handelt sich um eine Massage mit drei verschiedenen Ölen: Massieren Sie ihren Kopf einmal täglich zwei Tage hintereinander mit **Rizinusöl**. An den nächsten beiden Tagen verwenden Sie **Olivenöl** und schließlich noch zwei Tage lang **Weizenkeimöl**. Am siebten Tag gönnen Sie Ihrem Kopf eine Ruhepause. Nach jeder Massage empfiehlt Dr. Christopher ein Sonnenbad für Ihr Haar, zunächst nur zwei Minuten lang und dann allmählich auf 30 Minuten ausdehnen. Dieses Sonnenbad sollte nicht in der größten Mittagshitze genommen werden, aber unbedingt unter direkter Sonneneinstrahlung. Bei schlechtem Wetter ist eine Sonnenlampe zu verwenden. Danach wird das Haar mit einem milden natürlichen Shampoo gewaschen. Führen Sie diese Behandlung so lange wie nötig durch.

▷ Eine weitere Behandlung zur Förderung des Haarwachstums erfolgt mit **Klettensamenöl**: Massieren Sie etwas von dem Öl in die Kopfhaut ein, bedecken Sie Ihren Kopf eine Stunde lang mit einem heißen, feuchten Handtuch und waschen Sie es anschließend. Diese Behandlung empfiehlt sich einmal wöchentlich. Als unterstützende Maßnahme sollten Sie einen Tee aus Klettenblättern oder Klettensamen trinken.

▷ Auch diese Methode fördert das Wachstum der Haare, sogar bei Haarausfall nach einer Chemotherapie: Man massiert die Kopfhaut morgens und abends mit dem Sud von abgekochter **Brennesselwurzel** oder mit einer in Wasser gelösten Tinktur von 5 bis 90 Tropfen. Es wirkt sich unterstützend für diese Behandlung aus, wenn Sie gleichzeitig täglich Brennesseltee trinken, bzw. die Samen oder Blätter von Brennessel als Gemüse zubereitet essen.

▷ Eine Mischung aus zwei Teilen **Rosmarinöl**, zwei Teilen **Jojobaöl** und acht Teilen abgekochtem Wasser verhilft ebenso zu erneutem Haarwuchs. Wenn die Haarfollikel noch nicht abgestorben sind, wachsen mit dieser Behandlung sogar bei Kahlköpfigen wieder Haare nach.

Für volles, gesundes und glänzendes Haar

▷ Mahlen Sie 35 bis 40 **Klettensamen** und gießen sie mit kochendem Wasser auf. Trinken Sie eine halbe Tasse davon bis zu sechsmal täglich oder nehmen Sie zwei- bis dreimal täglich 20 bis 40 Tropfen einer Tinktur von Klettensamen.

Brennessel als Gemüse, Tee und Spülung für Ihr Haar

▷ Ein anderer Weg zu wundervollem Haar: Essen Sie mehrmals wöchentlich Brennessel als Gemüse oder trinken Sie **Brennesseltee**. Benutzen Sie diesen Tee auch einmal wöchentlich als Spülung für Ihr Haar: Gießen Sie 15 g getrocknete Brennesselblätter mit einem halben Liter Wasser auf, decken Sie den Tee ab und lassen Sie ihn über Nacht stehen. Am nächsten Tag wird der Tee abgeseiht und nach

Belieben noch ein Löffel Brennesseltinktur hinzugefügt. Auch Brennesselessig (siehe Kapitel 2) kann in derselben Menge zugegeben werden.

▷ **Himbeerblätter** als Tee oder als Spülung verhelfen zu dichtem, schönem Haar.

▷ Nehmen Sie täglich **Seetang**, wie Blasentang oder Speiserotalge, zu sich.

Haut

Geht es Ihnen auch so, daß die Begriffe „Altersflecken", „trockene Haut", „Falten" plötzlich zu Ihrem täglichen Vokabular gehören und Ihnen in jedem Magazin ins Auge fallen? Verzweifeln Sie nicht! Auch hier hilft Ihnen die Natur. Um eine schöne Haut zu bekommen, müssen Sie Ihren Körper erst von Giftstoffen reinigen und dann mit unverfälschten Nährstoffen stärken. Kräuter besorgen diese Arbeit auf natürliche und einfache Art und Weise.

Erst von Giftstoffen reinigen, dann mit Nährstoffen stärken

Am einfachsten und wichtigsten für Ihre Gesundheit und eine schöne Haut ist es, jeden Tag viel frisches, reines Wasser zu trinken. Lächeln hilft übrigens auch.

▷ Tee aus **Wildem Hafer**, den Sie trinken, aber auch als Badezusatz benützen können, beruhigt und pflegt die Haut. Hier ist ein altes Rezept, das Sie Ihrer Haut zuliebe ausprobieren sollten: Füllen Sie Haferschleim in ein kleines Baumwollsäckchen und steigen Sie damit in ein warmes oder heißes Bad. Drücken Sie den Hafer in dem Säckchen aus, bis eine milchige Creme austritt, und reiben Sie dann mit diesem Hafersäckchen Ihr Gesicht und Ihren Körper ab. Ihre Haut wird sich seidenweich und geschmeidig anfühlen. Diese Behandlung eignet sich auch hervorragend für juckende Hautausschläge, wie etwa bei Kontakt mit Giftsumach oder bei Windpocken.

Feuchtigkeit, Nahrung und Pflege für Ihr Gesicht

▷ Eine Packung aus **Hafergrütze** gibt Ihrem Gesicht Feuchtigkeit, Nahrung und Pflege. Vermischen Sie Hafergrütze mit Buttermilch oder Eiweiß und machen Sie daraus eine Paste. Man kann Hafergrütze in der Küchenmaschine oder im Mörser mahlen. Tragen Sie die Paste auf Ihr Gesicht auf, lassen sie 20 Minuten lang einwirken und spülen sie mit kaltem Wasser ab. Wenn Sie daran anschließend noch ein Dampfbad (siehe unten) mit Brennesselaufguß machen, werden Sie mit dem Ergebnis sehr zufrieden sein.

▷ Auf Altersflecken oder Leberflecken kann man den milchigen Saft auftragen, der aus dem Stengel oder, noch wirksamer, aus der aufgeschnittenen Wurzel des **Löwenzahn** austritt. Diese Behandlung muß allerdings über eine längere Zeit hin angewendet werden.

▷ Eine andere Behandlung für Altersflecken besteht darin, täglich einen starken Aufguß von den Blättern und der Wurzel von **Ackermennig** *(Agrimonia eupatoria)* zu trinken.

▷ Die beste Behandlung dieser harmlosen und doch für manche so lästigen Altersflecken ist eine gründliche Reinigung des Blutes. Der Pflanzenheilkundige Humbart Santillo schlägt folgende Kombination vor: **Berberitzenwurzel**, **Yamswurzel, Löwenzahn** zu gleichen Teilen und die halbe Menge **Süßholzwurzel** vermengen und 30 g davon in einem halben Liter Wasser zehn Minuten kochen lassen und dann abgießen. Drei- bis viermal täglich etwa 60 ml davon trinken.

▷ Auch die folgenden Kräuter, einzeln oder zusammen eingenommen, helfen bei Altersflecken: **Löwenzahn, Roter Klee, Petersilienwurzel, Gelbwurz** und **Klettenwurzel**.

▷ Thisilyn, ein Extrakt aus der **Mariendistel** (er sollte mindestens 80 % Silymarin enthalten), reinigt und entgiftet die Leber und wirkt deshalb ebenfalls gegen Altersflecken.

Behandlungen für Altersflecken dauern einige Monate

▷ Vergessen Sie nicht, daß alle diese Behandlungen für Altersflecken einige Monate lang dauern können.

▷ Eine gute Kombination zur Blutreinigung, die bei Hautproblemen einschließlich Akne und anderer Ausschläge hilft, besteht aus 2 Teilen **Sonnenhut**, 1 Teil **Roter Klee,** 1 Teil **Blasentang**, 1 Teil **Klette,** 1 Teil **Löwenzahn,** 1 Teil **Sarsaparilla,** 1 Teil **Krausem Ampfer**, $^1/_2$ Teil **Süßholzwurzel,** $^1/_8$ Teil **Cayennepfeffer.** Pulverisieren Sie die Mischung im Mörser oder Mixer, füllen Sie damit Kapseln mit der Größe Nr. 00 und nehmen Sie alle zwei bis drei Stunden zwei Kapseln, bis sich eine Besserung einstellt.

▷ Auch ein Aufguß von **Sassafras, Sarsaparilla** und **Löwenzahn** tut der Haut gut. Trinken Sie dreimal täglich eine Tasse.

▷ **Brennesseltinktur,** viermal täglich 10 bis 15 Tropfen, hilft ebenfalls bei Hautausschlägen. Sie können die betroffene Hautpartie auch zwei- bis dreimal täglich mit Brennesseltee waschen. Brennessel ist für alle Hauttypen und Hautprobleme jeder Art einschließlich Akne und Ekzem geeignet. Für glatte, reine Haut und gesunde Nägel sollten Sie jeden Tag Brennesseltee trinken oder mehrmals in der Woche eine halbe Tasse gedünstete Brennessel essen.

▷ Ein wöchentliches Dampfbad mit **Brennesselblättern,** die Sie anschließend als warme Packung auf die Haut legen sollten, beseitigt Flecken und gibt der Haut Elastizität zurück.

▷ Gesunde Haut erhalten Sie auch, wenn Sie täglich zwei Tassen Tee von **Löwenzahnwurzel, Wegerich, Luzerne, Vogelmiere** und/oder **Petersilie** trinken.

▷ Auch **Seetang** oder **Blasentang,** granuliert oder in Kapselform, ist gut für Ihre Haut. Verrühren Sie einen Teelöffel voll Blasentang in Grapefruitsaft oder einen anderen Fruchtsaft.

▷ Ein **Dampfbad** gibt der Haut Feuchtigkeit, reinigt sie und pflegt sie, indem die Durchblutung angeregt wird. Trockene, leblose, schlaffe Haut und verstopfte Poren verschwinden. Verschiedene Kräuter, die zum Teil aromatisierend, zum Teil adstringierend wirken, können die Wirkung eines solchen Dampfbades noch verstärken.
Ein bis zwei Teelöffel der getrockneten Kräuter werden mit einem Viertelliter kochendem Wasser übergossen. Man beugt das Gesicht in etwa 30 cm Abstand über das Gefäß und bedeckt den Kopf mit einem Handtuch, das wie ein Zelt über dem Gefäß liegt. Nach fünf bis zehn Minuten trocknet man das Gesicht ab und trägt eine Feuchtigkeitscreme auf. Folgende **Kräuter** sind geeignet: **Salbei, Schafgarbe, Lavendel,** frische oder getrocknete **Petersilie,** zerriebene **Fenchelsamen, Pfefferminze, Grüne Minze, Eukalyptus, Thymian, Immergrün, Kamille, Holunderblüten,** pulverisierte **Süßholzwurzel.** Ein Dampfbad mit zerriebenen **Klettensamen** hilft besonders gut bei Pickeln und Mitessern.

Dampfbad mit Klettensamen besonders gut bei Pickeln und Mitessern

▷ Versuchen Sie einmal **Papaya,** um trockene, schuppige Haut zu entfernen. Schneiden Sie ein großes Stück der Frucht ab, entfernen Sie die Kerne, zerdrücken Sie das Fruchtfleisch und streichen Sie die Masse auf das Gesicht oder die entsprechende Hautpartie. Nach wenigen Minuten waschen Sie die Masse mit einem feuchten Tuch ab und baden Sie die Haut in kühlem Wasser.

▷ Auch mit einer Paste aus **Zitronensaft** und Salz können Sie tote Haut an den Ellbogen, Füßen etc. entfernen,

▷ Bei trockenen, rissigen Händen hilft ein Aufguß oder eine Salbe aus den Blüten der **Ringelblume**, auch als **Calendula** bekannt. Ringelblume als Badezusatz hilft bei der Wundheilung, lindert Krampfadern und fördert die Durchblutung.

Nicht rauchen, viel Wasser trinken, ausreichend schlafen

▷ Um Falten vorzubeugen oder sie gar nicht erst entstehen zu lassen, sollten Sie nicht rauchen, viel Wasser trinken und ausreichend schlafen. Außerdem können Sie die folgenden Kräuter ausprobieren.

▷ Silizium ist wichtig für die Produktion von Collagen. Da **Blasentang** und **Schachtelhalm** einen hohen Gehalt an Silizium haben, helfen sie, Falten und schlaffer Haut vorzubeugen. Außerdem versorgen diese Kräuter Ihre Haut noch mit vielen anderen Nährstoffen.

▷ Auch Kalium ist wichtig im Kampf gegen Falten. Kräuter mit hohem Kaliumanteil sind **Schwarze Walnuß, Blasentang, Speiserotalge, Schachtelhalm, Brunnenkresse, Salbei** und **Rosmarin**.

▷ Eine Salbe aus **Kamillenblüten** oder dem Extrakt der Pflanze läßt Falten auf wundersame Weise verschwinden. Bei täglicher Anwendung können Sie die positive Wirkung schon nach drei bis sieben Tagen erkennen.

▷ Ein Aufguß von zerriebenen **Klettensamen**, eine halbe Tasse mehrmals täglich, verhilft ebenfalls zu glatter Haut. Auch 20 bis 40 Tropfen der Klettensamentinktur haben diese Wirkung.

▷ Weiche, glatte Haut erzielt man auch mit **Brennesseltee**.

▷ Eine Lotion aus **Holunderblüten** wirkt beruhigend und pflegend auf Ihre Haut. Sie hilft auch bei allen möglichen Hautproblemen. Ein Viertelliter kochendes Wasser wird über einen Teelöffel der getrockneten Holunderblüten gegossen; Der Aufguß zieht zugedeckt eine Stunde lang und wird dann abgegossen; die Flüssigkeit dient als Spülung oder Umschlag für die Haut.

▷ Eine Salbe aus **Holunderblättern** hat ebenfalls beruhigende, pflegende und heilende Kraft. Sie kann auch für Schwellungen, Wunden und Wucherungen verwendet werden. Die Salbe wird aus folgenden Zutaten hergestellt (siehe Kapitel 2): 240 g Holunderblätter, 120 g **Wegerichblätter**, 60 g **Bodenefeu** *(Glechoma hederacea)*, 120 g **Wermut** oder **Grüner Ingwer**.

Herzklopfen

Warnung: Setzen Sie auf keinen Fall Herzpräparate unvermittelt ab, ohne einen Arzt konsultiert zu haben. Suchen Sie am besten einen Arzt auf, der über Ernährungskunde Bescheid weiß. Etwa 48 % aller Frauen leiden während der Menopause an Herzklopfen. Dieses beunruhigende Symptom kann aber durchaus mit einigen Kräutern behandelt werden.

Herzklopfen kann mit Kräutern behandelt werden

▷ **Beifuß** eignet sich, wenn das Herzklopfen durch endokrine oder funktionale nervöse Störungen hervorgerufen wird. Am besten verwendet man die frische Pflanze oder zumindest ganz frisch getrockneten Beifuß. Bei längerer Aufbewahrung verliert er rasch an Wirksamkeit. Machen Sie sich einen Tee und trinken Sie etwa eine Tasse täglich. Beifuß ist auch ein hervorragendes Herzstärkungsmittel.

▷ **Weißdornbeeren** helfen bei Herzklopfen und sind ebenfalls ein gutes Herzstärkungsmittel. Sie werden auch für kardiale Ödeme, Herzrhythmusstörungen, Arteriosklerose und hohen Blutdruck verwendet. Weißdorn kann als Tinktur, Sirup oder Extrakt eingenommen werden. Beginnen Sie mit einigen Tropfen viermal täglich und steigern Sie allmählich auf zehn Tropfen viermal täglich. Nehmen Sie diese Dosis zwei Wochen lang, setzen Sie ein oder zwei Tage aus und beginnen Sie dann von neuem.
Vorsicht: Pflücken Sie die Beeren nur selbst, wenn Sie sie absolut sicher erkennen. Weißdorn wird manchmal auch als **„Stechapfel"** bezeichnet und kann leicht mit dem giftigen „Stechapfel" aus der Familie der Nachtschattengewächse verwechselt werden.

▷ **Ingwer** verringert die Produktion von Thromboxan, und dies wiederum reduziert das Risiko von Herzanfall und Schlaganfall durch Blutgerinnsel.

Hitzewallungen und nächtliches Schwitzen

Vasomotorische Nerven regulieren den Durchmesser der Blutgefäße

Medizinisch betrachtet sind Hitzewallungen das Ergebnis vasomotorischer Instabilität. Die vasomotorischen Nerven regulieren die Körpertemperatur, indem sie den Durchmesser der Blutgefäße kontrollieren. Eine hormonelle Störung beeinträchtigt die Signale, die den vasomotorischen Nerven übermittelt werden, und daher kommen dann Hitzewallungen, Schwindelgefühl und manchmal auch Herzklopfen. Wenn sich der Körper allmählich an den schwankenden oder niedrigeren Hormonspiegel gewöhnt hat, verringern sich auch diese Symptome. Bis zu diesem Zeitpunkt können folgende Kräuter hilfreich sein:

▷ **Damiana, Dong Quai, Mönchspfeffer, Wanzenkraut** und alle anderen Kräuter, die im Abschnitt „Östrogen“ aufgeführt sind, helfen, diese unangenehmen Symptome zu beseitigen. In manchen Fällen sind bis zu zwei Kapseln dreimal täglich über einen Zeitraum von zwei Wochen nötig, bevor die Symptome verschwinden.

Inkontinenz, häufiger Harndrang oder Brennen beim Wasserlassen

Durch den sinkenden Östrogenspiegel werden die Innenwände von Blase und Scheide dünner. Die Blase wird damit anfälliger für Reizungen und Infektionen. Das kann dazu führen, daß man beim Niesen, Husten oder wenn man herzhaft lacht, unfreiwillig Wasser läßt, daß man häufig einen starken Harndrang verspürt oder daß es beim Wasserlassen brennt. Es gibt Kräuter und Nahrungsmittel, die den Körper mit Östrogen versorgen und damit diese Symptome lindern helfen.

Kräuter, die den Körper mit Östrogen versorgen

▷ **Ackermennig** hilft als starker Tee, der zwischen vier und sechs Uhr nachmittags getrunken wird.

▷ Ebenso wird **Schafgarbe** und **Hirtentäschel** verwendet.

▷ Ein Aufguß von **Selleriesamen** oder **Selleriewurzel** hilft ebenfalls bei Inkontinenzproblemen. Genauso gut wirkt er aber auch bei Harnverhaltung und Wassersucht.

▷ **Eibischwurzel** läßt sich gut mit anderen Kräutern kombinieren. Verwenden Sie einen halben bis ganzen Teelöffel der Tinktur dreimal täglich oder nehmen Sie 5 bis 10 der Kapseln Nr. 0 dreimal täglich oder trinken Sie dreimal täglich etwa einen Achtelliter des Tees (siehe Kapitel 2).

▷ Wirksam ist auch eine Tinktur von **Wegerich** oder ein Aufguß von den Blättern. Trinken Sie zwei- bis dreimal täglich eine halbe Tasse.

▷ **Buccoblätter, Mais, Fenchelsamen** und **Waldbetonie**, einzeln oder in Kombination verwendet, sind seit jeher bekannt für ihre heilende Wirkung auf Blase und Nieren.

▷ Die folgende Kombination wirkt stärkend und kräftigend für die Nieren: Nehmen Sie gleiche Mengen von **Wegerich, Ulme** und **Bärentraube**, die halbe Menge **Ingwer** und die doppelte Menge **Gelbwurz**. Machen Sie aus diesen Zutaten einen Aufguß und trinken Sie alle paar Stunden eine halbe Tasse.

▷ **Blasentang** enthält viele Nährstoffe, einschließlich Kalium, und stärkt den Blasen- und Harntrakt.

▷ **Oregontraubenwurzel** wirkt antiseptisch und ist wohltuend für die Nieren. Man kann sie als Tinktur, Aufguß, Extrakt oder in Kapselform verwenden.

Kopfschmerzen und Migräne

Hormonelle Störung zu Beginn der Wechseljahre

▷ Wenn Sie erst seit Beginn der Wechseljahre unter Migräne leiden, dann kann eine hormonelle Störung der Grund dafür sein. Versuchen Sie in diesem Fall die Kräuter, die unter „Östrogen“ aufgeführt sind, wie **Sibirischer Ginseng** oder **Sarsaparilla**. Auch eine der folgenden Pflanzen könnte Ihnen vielleicht helfen.

▷ **Ingwer,** frisch oder in Pulverform, wird häufig erfolgreich zur Behandlung und Vorbeugung von Kopfschmerzen eingesetzt. Der Inhalt einer Kapsel, etwa 500 bis 600 mg Ingwer in pulverisierter Form, wird in einem Glas Wasser eingenommen, sobald sich das bekannte „Vorgefühl" einstellt, das eine beginnende Migräne ankündigt. Dann werden vier bis fünf Tage lang alle vier Stunden zwei Kapseln eingenommen. Man geht davon aus, daß der kontinuierliche Verzehr von Ingwer, entweder in Form von Kapseln oder frisch als Bestandteil der Ernährung, das Auftreten von Migräne stark reduziert.

Ingwer bei „Vorgefühl" von Migräne

▷ Ein Tee aus 60 g **Rosmarin**, der 5 bis 15 Minuten gezogen hat und dreimal täglich getrunken wird, hilft gegen Migräne. Auch einige Tropfen Rosmarinöl in warmem Wasser oder in Tee erzielen diese Wirkung. *Vorsicht:* Rosmarin kann den Blutdruck erhöhen. Trinken Sie nicht mehr als drei Tassen Rosmarintee täglich.

▷ **Bockshornkleesamen** werden mit heißem Wasser übergossen und ziehen 5 bis 15 Minuten lang. Eine oder zwei Tassen täglich helfen bei Migräne.

▷ **Mutterkraut** ist eine weitere Pflanze, die migräneartigen Kopfschmerzen vorbeugt. *Vorsicht:* In seltenen Fällen wurden nach der Einnahme von Mutterkraut wunde Stellen im Mund beobachtet. Die Verabreichung von Vitamin C hat dieses Problem allerdings wieder behoben.

▷ Alle Pflanzen, die im Abschnitt „Östrogen" genannt sind, lindern Kopfschmerzen, vor allem dann, wenn sie mit Hitzewallungen und Hormonstörungen verbunden sind.

▷ **Waldbetonie** hilft bei Spannungskopfschmerzen.

Krampfadern

Venöses oder „verbrauchtes" Blut muß gegen die Schwerkraft von den Füßen und Beinen zurück zum Herzen gepumpt wer-

Blut sammelt sich in den Venen und dehnt sie aus

den. In den Venen befinden sich Ventile, die das Blut daran hindern, wieder zu den Füßen zurückzufließen. Wenn diese Ventile nicht mehr oder nur schlecht funktionieren, kommt es zu Krampfadern. Ist ein Ventil funktionsunfähig, so wird mehr Druck auf die darunter liegenden ausgeübt. Diese werden schließlich, wenn keine Behandlung erfolgt, auch geschädigt. Das Blut sammelt sich also in den Venen an, erweitert sie und dehnt sie aus. Das sieht nicht nur häßlich aus, es kann auch schmerzhaft sein. Krampfadern können durch chronische Verstopfung („Überanstrengung"), Funktionsstörungen der Leber, mangelnde körperliche Betätigung oder einen Mangel an Vitamin E ausgelöst werden. In sogenannten „primitiven" Völkern sind Krampfadern interessanterweise unbekannt: Die Menschen dort ernähren sich gesund mit Nahrungsmitteln, die reich an Ballaststoffen und nicht chemisch behandelt sind; sie haben somit keine Probleme mit Verstopfung und sind außerdem auch noch körperlich aktiv.

▷ Zur Behandlung von Krampfadern eignen sich alle Kräuter oder Kräuterkombinationen, die die Leber reinigen. **Löwenzahn, Thysilin** und **Oregontraubenwurzel** wirken gut einzeln.

▷ Auch Kräuter, die die Durchblutung anregen, helfen bei Krampfadern. **Butcher's Broom (Stechender Mäusedorn), Cayennepfeffer, Ingwer, Gelbholzbaumrinde** gehören dazu.

▷ Weitere Kräuter für Krampfadern: **Roßkastanie, Pau d'Arco, Eichenrinde, Eibisch, Königskerze, Wilder Hafer, Schwarze Walnuß.** Sie können als Tee oder als Tinktur in Wasser eingenommen werden.

▷ Bei Ödemen helfen **Schafgarbe, Petersilie, Mais** oder **Löwenzahn** als Tee eingenommen.

▷ Lindernde Breiumschläge, die kalt oder warm aufgebracht werden, können aus folgenden **Heilkräutern** gemacht werden: Lorbeer, Schwarze Walnuß, Ringelblume, Virginische Zaubernuß, Gänsefingerkraut, Königskerze, Eichenrinde, Salbei, Wilder Hafer, Sassafras, Eibisch oder Sauerklee.

▷ Für Geschwüre an den Beinen empfehlen sich Umschläge aus **Beinwell, Ulme, Gelbwurz** oder **Ringelblume**. Sie können Ihre Beine auch in den warmen Aufgüssen dieser Kräuter baden. Auch **Sonnenhut**, **Gelbwurz, Chaparral**[2] oder **Pau d'Arco** helfen bei Geschwüren auf der Haut.

▷ Auch **Schachtelhalm, Luzerne** und **Blasentang** helfen bei Krampfadern, da sie den Körper mit vielen wichtigen Mineralien versorgen.

▷ Ein Bad oder Umschläge mit einem Aufguß von **Ringelblume** oder auch eine Salbe aus den Blütenblättern der Ringelblume helfen bei der Wundheilung und wirken beruhigend.

Menstruation

Die Menstruation klingt aus, wie sie begonnen hat

Die Menstruation ist nicht einfach eines schönen Tages zu Ende, wenn Sie ein bestimmtes Alter erreicht haben. Sie klingt etwa so aus, wie sie in der Pubertät begonnen hat. Wenn Sie sich der Menopause nähern, werden die Perioden unregelmäßiger, verschieben sich oder bleiben ganz aus; die Blutungen sind einmal besonders stark, dann wieder ganz leicht und manchmal auch schmerzhaft. Natürlich können sich solche Schwankungen

2 Siehe Fußnote 1, S. 16 bezüglich der Verordnung der US Lebensmittelbehörde für diese Pflanze.

in jedem beliebigen Alter ergeben, sie sind aber dann wohl eher auf Streß, Ernährung oder übermäßigen Sport zurückzuführen. Auch wenn Ihre Perioden jahrelang so pünktlich wie ein Uhrwerk eingesetzt haben, vor oder mit der beginnenden Menopause müssen Sie mit Unregelmäßigkeiten rechnen.

Perioden vor der Menopause mit Unregelmäßigkeiten

Blutungen zwischen den Perioden müssen nicht unbedingt gefährlich sein. Wenn sie nach dem 40. Lebensjahr auftreten, nachdem schon einmal eine Periode ausgeblieben ist, dann ist es wohl einfach ein Anzeichen dafür, daß die Menopause allmählich beginnt. Wenn Zwischenblutungen nur nach dem Geschlechtsverkehr auftreten, dann könnte es sich um eine Komplikation am Gebärmutterhals handeln. Sie sollten dann einen Arzt aufsuchen und je nach seiner Diagnose die Behandlung Ihrer Wahl beginnen.

▷ Jedes der Kräuter aus dem Abschnitt „Östrogen“ hilft, die Periode zu regulieren. **Mönchspfeffer** ist immer eine gute Wahl.

▷ **Dong Quai** fördert und reguliert die Periode. Es sollte jedoch nicht genommen werden, wenn die Blutungen sehr stark sind.

▷ **Angelika** *(Angelica archangelica)* könnte anstelle von Dong Quai genommen werden, um eine verspätete Menstruation einsetzen zu lassen, es ist aber in seiner Wirkung schärfer.

▷ **Schneeball, Erdbeerblatt** und **Yamswurzel** lindern schwere, schmerzhafte Blutungen.

▷ **Mitchella repens (Squaw Vine)** wird bei Unregelmäßigkeiten der Menstruation verwendet. Eine gute **Kräuterkombination** besteht aus gleichen Mengen von Mitchella repens, Frauenwurzel, Wanzenkraut, Veraticum luteum und der doppelten Menge von Himbeerblättern. Aus den vermischten Kräutern einen Tee kochen und ein bis zwei Tassen pro Tag trinken oder die Kräuter pulverisieren und in Kapseln abfüllen.

- **Frauenwurzel** hilft bei Krämpfen und wenn es darum geht, die Menstruation auszulösen oder zu regulieren. Es sollte nicht in der Schwangerschaft genommen werden, es sei denn, zur Einleitung der Entbindung. Angeblich fördert es eine rasche und schmerzfreie Entbindung.

- **Veraticum luteum** wurde schon immer bei Funktionsstörungen der Gebärmutter, bei Krämpfen und zur Vorbeugung von Fehlgeburten verwendet.

- **Hafer** als täglicher Bestandteil der Nahrung, ob als Tee oder als Tinktur, ist ein hervorragendes Heilmittel bei Störungen im Bereich der Eierstöcke oder der Gebärmutter. Die Tinktur wird nicht aus den Haferflocken gemacht, die als Frühstücksmüsli verwendet werden, sondern aus dem frischen ungeschälten Haferkorn, das zu dem Zeitpunkt geerntet werden muß, wenn es die milchige Substanz enthält. 30 bis 60 Tropfen der Tinktur werden täglich genommen.

Tinktur aus frischem ungeschältem Haferkorn

- **Wanzenkraut** hilft bei Menstruationsschmerzen im Bereich der Eierstöcke und der Gebärmutter. Es hat auch regulierende Wirkung.

- **Helmkraut** wird ebenfalls bei Schmerzen im Bereich der Eierstöcke und der Gebärmutter empfohlen.

- **Himbeerblättertee** lindert Krämpfe und häufige, starke Blutungen. Er stärkt außerdem die Gebärmutter.

- Heftige Blutungen werden durch **Brennesseltee** verringert.

▷ **Myrrhenharz** bringt die verspätete Menstruation in Gang und lindert Menstruationsschmerzen. Als Dosierung empfiehlt es sich, entweder zwei bis sechs Kapseln mit der Größe Nr. 0 oder 30 bis 60 Tropfen der Tinktur oder 90 ml Tee dreimal täglich einzunehmen. *Vorsicht:* Myrrhe sollte nicht über einen längeren Zeitraum oder in größeren Mengen eingenommen werden, da es dann toxisch wirkt.

Myome

Diese Wucherungen sind gutartige Tumore aus faserreichem Bindegewebe und können in den Brüsten, innerhalb der Gebärmutter oder an der Gebärmutterwand auftreten.

Sie können klein bleiben, aber auch so groß werden, daß sie auf andere Organe drücken. Sie können zu unregelmäßigen Perioden, starken Blutungen und Schmerzen führen.

Im Alter zwischen 40 und 50 treten Myome verstärkt auf; sie werden vermutlich durch die schwankende Hormonproduktion noch begünstigt. Nach den Wechseljahren gehen sie im allgemeinen zurück oder verschwinden völlig. Folgende Behandlung wird Ihnen vielleicht helfen, diese Zeit zu überwinden.

Nach den Wechseljahren gehen sie zurück oder verschwinden

▷ **Seetang,** wie z. B. Blasentang, sollte täglich eingenommen werden, um Myomen vorzubeugen oder sie zu heilen (auch Zysten). Ein Teelöffel Blasentang täglich ist ausreichend für eine schnelle und wirksame Hilfe.

▷ Viele Frauen haben gute Erfahrungen mit einem selbstgefertigten Tampon aus Heilpflanzen gemacht, um eine Infektion, Wucherung oder ähnliches in der Gebärmutter zum Verschwinden zu bringen. Der Heilpflanzenkundige Santillo berichtet, daß er erlebt habe, wie mit dieser Methode „ein Tumor aus Bindegewebe, der so groß war, daß er den Dickdarm und die Darmtätigkeit beeinträchtigte, innerhalb eines Monats völlig verschwand". Santillo geht folgendermaßen vor: Ein ungefärbter reiner Baumwollstoff wird in Stücke von 5 x 10 cm geschnitten; diese werden zu einem Stapel von ca. 2,5 cm aufgeschichtet und mit dem Ende einer etwa 30 cm langen Schnur umwickelt; etwa 25 cm der Schnur bleiben frei hängen. Nun mischt man zu gleichen Teilen geriebene **Ulme, Eichenrinde,** reichlich Wasser und **Tonerde** und bereitet eine dünne Lösung. Der Tampon wird darin getränkt, bis er nichts mehr aufnehmen kann. Vor dem Zubettgehen wird der Tampon in die Scheide eingeführt, das lange Ende der Schnur bleibt nach außen hängen. Eine Hygienebinde fängt eventuell aussickernde Flüssigkeit auf. Diese Behandlung erfolgt an fünf aufeinanderfolgenden Tagen. Am Morgen wird der Tampon entfernt und die Vagina mit einem Aufguß aus **Gelbwurz** und **Myrrhe** gespült, dem ein Teelöffel reiner **Apfelweinessig** zugesetzt wird.

Seit Jahrtausenden Heilpflanze für Frauenbeschwerden

▷ **Mönchspfeffer** *(Vitex agnus-castus)* ist seit Jahrtausenden als Heilpflanze für alle denkbaren Frauenbeschwerden bekannt. Eines der Anwendungsgebiete ist die Entfernung von Myomen. Es wird entweder als Tinktur, in Kapselform oder als Tee verwendet.

▷ Ein wirksamer Umschlag für Zysten und Wucherungen wird aus gewöhnlichen **Kohlblättern** hergestellt. Einige Blätter werden eingeweicht und auf die betreffende Stelle gelegt. Die Wucherung wird dadurch „herausgezogen".

▷ Ein weiterer guter Umschlag wird aus **Wegerich, Beinwell**, und **Lobelie** hergestellt.

▷ Es hilft auch, wenn Sie täglich zwei Tassen eines Aufgusses von 30 g der Blüten des **Roten Klees** und 30 g **Veilchenblättern** auf einen halben Liter Wasser trinken.

- ▷ Weitere nützliche Heilpflanzen sind **Wanzenkraut, Sonnenhut, Gelbwurz, Pau d'Arco** und **Benediktusdistel**.

- ▷ Vielen Frauen hilft auch ein Umschlag aus **Rizinusöl**: Tränken Sie ein Stück Stoff in Rizinusöl, legen Sie es auf die betroffene Stelle, bedecken Sie den Umschlag mit einem Stück Plastik, legen Sie darauf noch ein Heizkissen und schließlich noch ein Handtuch. Dieser Umschlag bleibt mindestens eine Stunde lang auf der Haut. Wiederholen Sie diese Behandlung mehrmals wöchentlich, vielleicht sogar täglich, bis alle Beschwerden verschwunden sind. Das kann vier Wochen und sogar länger dauern.

Östrogen und der Hormonhaushalt

Pflanzen wirken verträglicher als synthetisches Östrogen

Wenn Sie die Schwankungen der Hormone in dieser Übergangszeit mit Hilfe von Kräutern ausgleichen, so ist das für Ihren Körper weitaus verträglicher, als wenn Sie synthetisches Östrogen verwenden. Pflanzen sind nun einmal komplette, zusammenwirkende Systeme; sie wirken ganzheitlich und nicht nur mit einer einzigen, möglicherweise sogar schädlichen Komponente. Für diejenigen Frauen, die während oder nach der Menopause Progesteron oder Östrogen einnehmen, liegt das Risiko, an Brustkrebs zu erkranken, um das Vierfache höher als für Frauen, die keine Medikamente nehmen. Selbst wenn man nur Östrogen zu sich nimmt, ist das Krebsrisiko immer noch doppelt so hoch wie bei der Versuchsgruppe ohne Medikamentengebrauch. Insgesamt spielt die allopathische Medizin das Krebsrisiko, das mit einer Östrogenersatzbehandlung verbunden ist, herunter. Sie behauptet, daß die Vorteile die Risiken bei weitem übertreffen und daß zudem Krebserkrankungen heutzutage behandelt werden können. Problematisch ist bei dieser Argumentation allerdings, daß allopathische Ärzte sich nicht scheuen, betroffene Organe herauszuschneiden und den Körper mit starken Chemikalien und Strahlen zu behandeln (die manchmal noch mehr Krebs produzieren). Das kostet die Patienten enorme Summen und, unter Umständen, das Leben. Es ist unbestritten, daß eine synthetische Hormonbehandlung Osteoporose und andere Probleme lindern oder gar verhüten kann, aber es ist ebenso unumstritten, daß es dafür andere Methoden gibt, die sicherer und genauso effizient sind.

Es ist nicht einfach, einen ausgeglichenen Hormonhaushalt herzustellen, und häufig muß die Dosierung geändert und den jeweils neuen Bedingungen angepaßt werden, bevor ein zufriedenstellendes Ergebnis erzielt wird. (Bei einer synthetischen Hormonbehandlung ist dies allerdings ganz genau so.) Wenn man bedenkt, wie sehr unsere Körperfunktionen und die Beschaffenheit der Hormone voneinander abhängen, so ist das aber nicht erstaunlich. Östrogen ist keineswegs das einzige Geschlechtshormon, das für das optimale Funktionieren des weiblichen Körpers benötigt wird.

Östrogen ist keineswegs das einzige Geschlechtshormon des weiblichen Körpers

Ein Vorschlag: Wenn Sie sich zu einer synthetischen Hormonbehandlung entschließen, dann nehmen Sie Kräuter, die die Leber stärken. Eine gute Kombination für die Leber ist: **Löwenzahnwurzel, Schöllkraut**, die Blätter der **Roten Bete, Oregontraube** und **Mariendistel**.

Eine zusätzliche Schwierigkeit besteht darin, daß eine Pflanze oder auch eine Pflanzenkombination über einen gewissen Zeitraum hinweg gut wirkt und dann plötzlich überhaupt nicht mehr anspricht; ein solcher krasser Wechsel kann sich mitunter von einem auf den nächsten Tag ergeben. Man muß sich darüber im klaren sein, daß es selbst in dem wilden Durcheinander der hormonellen Umstellung, die man als Menopause bezeichnet, zyklische Veränderungen in der Zusammensetzung der Hormone gibt, die den Körper und das Gehirn beeinflussen. Sogar die Nahrungsmittel, die Sie zu sich nehmen, können sich auf diese Zyklen auswirken. Als einzige Lösung bietet sich an, immer mehrere verschiedene Pflanzen oder Pflanzenkombinationen zur Hand zu haben. Sie können auch den kinesiologischen Test machen oder sich ganz einfach mehr auf Ihre Intuition verlassen. Sie selbst wissen tatsächlich am besten, was Ihnen gut tut. Wie wollen Sie andere davon überzeugen, wenn Sie selbst nicht daran glauben?

Das weibliche Stärkungsmittel schlechthin

▷ **Dong Quai,** eine chinesische Pflanze, die bei der Östrogen- bzw. Hormonbehandlung hilft. Sie enthält Eisen und Vitamin E und wird oft als *das* weibliche Stärkungsmittel schlechthin bezeichnet (siehe Kapitel 2).

▷ **Wanzenkraut** enthält Stoffe, die der Körper aufnimmt, um daraus die gerade nötige Menge an Östrogen zu produzieren. Es wirkt Krämpfen entgegen und fördert die Menstruation. Die Indianer benutzten diese Pflanze für beinahe sämtliche „Frauenbeschwerden“. Die Maximaldosis sollte vier Kapseln nicht überschreiten. *Vorsicht:* Höhere Dosierungen können Schwindel und Irritationen des Nervenzentrums oder auch Übelkeit und Erbrechen verursachen.

▷ **Benediktusdistel** wirkt ebenfalls menstruationsfördernd und soll für hormonelle Schwankungen sogar noch nützlicher sein als Wanzenkraut.

▷ **Klettenwurzel** wirkt angeblich als Aphrodisiakum; es enthält Substanzen, die der Körper in Östrogen umwandeln kann und ist als gutes Heilungs- und Stärkungsmittel bekannt.

Diese Pflanze wirkt über die Hirnanhangdrüse

▷ **Mönchspfeffer** *(Vitex agnus-castus)* ist eine in Europa sehr beliebte Pflanze, die als Wunderpflanze für alle möglichen Beschwerden in der Menopause bekannt ist. Die Liste der Symptome, die diese Pflanze lindern kann, ist schier unendlich. Pharmakologische Studien haben ergeben, daß sie hauptsächlich über die Hirnanhangdrüse wirkt, die wiederum alle anderen Drüsen reguliert, einschließlich derer, die Sexualhormone produzieren. Mönchspfeffer enthält auch Bestandteile, die dem Östrogen oder dem Progesteron ähnlich sind.

▷ **Fo-Ti** *(Polygonum multiflorum)* wirkt stärkend auf alle Drüsen, vor allem die Fortpflanzungsorgane. Es soll auch einem langen Leben förderlich sein und in großen Dosen als Aphrodisiakum wirken.

▷ **Damiana** ist ebenfalls als Aphrodisiakum bekannt; es wirkt ausgleichend auf den Hormonhaushalt beider Geschlechter. Außerdem ist es gut für die Nerven und die Nieren.

▷ **Sibirischer Ginseng** ist ein bekanntes Stärkungsmittel, das ausgleichend auf die Hormone von Männern und Frauen wirkt; es verbessert die Vitalität und die Energiereserven und enthält Substanzen, die der Körper zu Progesteron und Testosteron verarbeitet. Außerdem wirkt es krebserregenden Stoffen entgegen.

▷ **Blasentang** oder **Seetang** sollte man täglich zu sich nehmen. Diese Pflanze erweist sich als sehr hilfreich bei den emotionalen Wechselbädern und bei vielen anderen Symptomen der Wechseljahre, die sie lindert, heilt oder gar nicht erst aufkommen läßt.

▷ **Hafer,** entweder in fester Form oder als Teeaufguß, wirkt kräftigend und gleicht den Hormonhaushalt aus. Ein Aufguß von Wildem Hafer hat ähnliche Wirkung.

▷ **Brennesselblätter,** entweder als Tee oder in Form von Grüngemüse, sind ebenso wie **Seetang** äußerst kräftigend für das gesamte hormonelle System. Sie enthalten unter anderem viel Kalzium, Magnesium, Chlorophyll, Chrom und viele andere Mineralien und Vitamine. Trinken Sie zwei Tassen täglich. Auch Brennesseln sind Wunderpflanzen!

Viel Kalzium, Magnesium und Vitamine

▷ **Sarsaparilla** enthält Vorstufen zu Progesteron und Testosteron. In der Kombination mit **Sibirischem Ginseng** fördert diese Pflanze Energie und Antriebskraft. In den Wechseljahren klagen viele Frauen über Lethargie, mangelnden Antrieb und Müdigkeit.
Sarsaparilla ist seit langem bekannt für seine stärkende Wirkung auf die männlichen Fortpflanzungsorgane; es verleiht aber auch Frauen Energie und Kraft, und dies vor allem in der zweiten Hälfte des Menstruationszyklus, wenn mehr Progesteron als Östrogen produziert wird.

Energie und Kraft in der zweiten Hälfte des Menstruationszyklus

▷ **Süßholzwurzel** wirkt kräftigend und stimulierend auf die Nebennieren. Es enthält kortisonartige Substanzen, die denen der Nebennierenhormone ähnlich sind. Dies ist besonders wichtig für die Menopause: Sobald die Eierstöcke ihre Hormonproduktion allmählich verringern, verstärken die Nebennieren ihre hormonelle Funktion, um das fehlende Östrogen auszugleichen. In dem Maße wie die Nebennieren diesen Anforderungen nicht gerecht werden können, verstärken sich die unangenehmen Symptome der Wechseljahre. *Vorsicht:* Nicht in höheren Dosierungen einnehmen bei hohem Blutdruck oder wenn Sie Medikamente einnehmen, die auf Digitalis basieren. Sorgen Sie dafür, daß Ihr Körper genügend Kalium bekommt, wenn Sie Süßholzwurzel zu sich nehmen.

▷ **Veraticum luteum,** auch **False Unicorn Root** genannt, wird allgemein für Beschwerden der Gebärmutter und für hormonelle Störungen verwendet. Es wird häufig mit anderen Pflanzen kombiniert. Angeblich wirkt es auch als Aphrodisiakum.

▷ **Himbeerblättertee** ist ein wohlschmeckendes Getränk und ein wunderbares Stärkungsmittel für die Gebärmutter und die Schleimhäute. Ein Aufguß dieser Blätter lindert symptomatisch Krämpfe und Beschwerden im Unterleib.

▷ **Mitchella repens,** auch **Squaw Vine** genannt, wird eigentlich hauptsächlich während der Schwangerschaft und der Geburt verwendet; es eignet sich aber auch hervorragend als Stärkungsmittel für die Gebärmutter und hilft bei Blutanstauungen in der Gebärmutter und den Eierstöcken.

▷ **Sumach** oder **Färberbaum** enthält Substanzen, die eine Vorstufe zu Östrogen bilden. Es ist auch reich an Germanium, das die Sauerstoffzufuhr zu den Zellen fördern soll. Es wirkt ausgleichend und stärkend.

Reich an Germanium

▷ **Luzerne, Anissamen, Salbei** und **Knoblauch** als Tee oder in Tablettenform fördern die Produktion von Östrogen.

▷ **Zwiebeln, Dill** und **Thymian** verringern die Östrogenproduktion.

▷ **Nachtkerzenöl** hilft, wie in klinischen Tests nachgewiesen wurde, bei hormonellen Störungen. Es enthält Vorstufen von Prostaglandinen, die für das Funktionieren jeder Zelle in unserem Körper von Bedeutung sind. Einige Frauen nehmen bei einer täglichen Dosis von vier bis acht Kapseln Nachtkerzenöl ab.

▷ **Sägepalmenbeeren** wirken kräftigend und stärkend auf die Fortpflanzungsorgane von Männern und Frauen.

▷ Eine Kombination von **Wanzenkraut, Sarsaparillawurzel, Sibirischem Ginseng, Süßholzwurzel, Veraticum luteum, Benediktusdistel** und **Mitchella** hat schon vielen Frauen durch die Wechseljahre geholfen. Sie stärkt die Fortpflanzungsorgane und trägt insgesamt dazu bei, daß die ganze Umstellung als weniger anstrengend empfunden wird.

Osteoporose

Östrogen für die Knochenbildung

Dieser Ausdruck bedeutet wörtlich Porosität der Knochen. Genau dazu kommt es, wenn nicht genügend Kalzium eingelagert wird, um den Knochenschwund auszugleichen, der mit der sinkenden Östrogenproduktion einhergeht. Östrogen ist für die Knochenbildung sehr wichtig, und wenn weniger Östrogen produziert wird, dann bilden sich Lufteinschlüsse in den Knochen. Sie werden löchrig und porös wie ein Schwamm, sie sind spröde und brechen leicht. Jährlich erleiden etwa 200000 Frauen Hüftfrakturen: Der geschwächte Knochen kann das Körpergewicht nicht mehr tragen, die Hüfte bricht, und die Frau stürzt. Viele Patientinnen sterben jedes Jahr in der Folge von Komplikationen nach einem solchen Sturz oder nach entsprechenden chirurgischen Eingriffen. Andere gehen schmerzgekrümmt, werden sozusagen kleiner, weil ihre Wirbel schrumpfen, und/oder sie bekommen den wohlbekannten „Buckel".

Dieses Absinken des Östrogenspiegels und der verstärkte Verlust von Kalzium beginnt lange vor der letzten Periode. Ein Mangel an Kalzium kann bis zu zehn Jahren nach der Menopause bestehen bleiben. Nach der Menopause brauchen Frauen mehr Kalzium als Jugendliche in der Pubertät. Glücklicherweise kann man etwas dafür tun: Vermeiden Sie es, Wasser zu trinken, das mit Fluor angereichert ist, da dies den Knochen Kalzium entzieht. Essen Sie weniger oder gar kein rohes Fleisch – es enthält zuviel Phosphor und verlangt als Ausgleich dazu nach mehr Kalzium im Blut, das wiederum den Knochen entzogen wird. Das gleiche gilt für alkoholfreie Getränke wie Cola, Limonade etc. Rauchen Sie nicht. Essen Sie Nahrungsmittel, die reich an Kalzium[3] und an

3 Zum Beispiel Joghurt, Milch, Käse, Sonnenblumenkerne, Sesamsamen, Maisfladen, Hafer, Sojabohnen und Tofu, Kohl, Brokkoli, Senf, und Löwenzahn. Essen Sie doch einmal eine Banane, in Sesamsamen gerollt, zum Frühstück oder als Zwischenmahlzeit.

Bor[4] sind. Treiben Sie Sport. Vermeiden Sie zuviel Kaffee und Alkohol, nehmen Sie Kalzium- und Magnesiumzusätze und einige der folgenden Kräuter. Die Kräuter aus dem Abschnitt „Östrogen" eignen sich ebenfalls.

Vermeiden Sie zuviel Kaffee und Alkohol

▷ **Schachtelhalm** enthält Silizium in leicht absorbierbarer Form. Dies verbessert die Verwertung von Kalzium, stärkt die Knochen und ist wichtig für die Collagen-Produktion. Collagen ist eines der Elemente, die unseren Körper „zusammenhalten".

▷ **Luzerne** enthält viele Mineralien, Vitamine und Chlorophyll. Verwenden Sie die Pflanze als Tee oder in Form von Tabletten. Sie können die Tabletten kauen, sie schmecken nach Gras.

▷ **Löwenzahnblätter** enthalten Kalzium, Magnesium und viele andere Vitamine und Mineralien. (Kalzium und Magnesium wirken zusammen und ergänzen sich gegenseitig.) Sie können die Blätter gekocht genießen, als Salat, als Tee oder in Kapseln.

▷ **Hafer** enthält ebenfalls Kalzium.

▷ Blasentang oder jede andere Art von **Seetang** sollte täglich gegessen werden. Es enthält viele Vitamine und Mineralien, einschließlich Kalzium.

▷ Dies ist eine gute Kombination für einen **Mineraliensirup,** der für die Haare, Nägel und Knochen gut ist: Mischen Sie von den folgenden Kräutern gleiche Mengen zusammen,

---

4 Zum Beispiel Nüsse, Äpfel, Birnen, Trauben, Blattgemüse. In Vollkornprodukten ist nur wenig Bor enthalten, in Fisch, rohem Fleisch oder in Milchprodukten sind es nur Spuren. 3 mg Bor pro Tag fördert die Verwertung von Kalzium.

insgesamt 120 g, und setzen Sie ihnen einen Viertelliter Wasser zu: Wurzel und Blätter von Petersilie, Krauser Ampfer, Brennesselblätter, Schachtelhalm, Beinwell, Irisches Moos, Blasentang, Brunnenkresse. Langsam köcheln lassen, bis die Hälfte der Flüssigkeit eingekocht ist. Die Flüssigkeit abgießen und aufbewahren. Die Kräuter werden noch einmal mit Wasser bedeckt und weitere 10 Minuten gedünstet. Wieder abgießen und die beiden Abgüsse zusammen wieder köcheln lassen, bis die Hälfte verkocht ist. Dann Zuckersirup in gleicher Menge zugießen. Kühlstellen und mehrmals täglich einen Teelöffel voll einnehmen.

- ▷ **Beinwellblättertee** lindert Knochenschmerzen. Nehmen Sie einen Teelöffel voll auf eine Tasse kochendes Wasser.

- ▷ Und hier ist noch eine interessante **Essigtinktur**, die den Körper mit Kalzium versorgt: Sammeln Sie die Schalen von einem Dutzend Eier[5], trocknen Sie sie und entfernen Sie die Häutchen. Zerreiben Sie die Schalen in einem Mörser und fügen Sie einen halben Liter Apfelweinessig zu. Die Mischung sprudelt und schäumt stark, nehmen Sie also ein genügend großes Gefäß – und lassen Sie Ihre Enkel bei diesem Experiment zuschauen! Verschließen Sie das Gefäß und nehmen Sie dreimal täglich einen Teelöffel voll.

Scheidenentzündung, Ausfluß, Hefepilzinfektionen

Wenn der Körper weniger Östrogen produziert, werden die Wände der Vagina dünner, und dies kann zu einer Scheiden-

5 Die Eier sollten von freilaufenden Hühnern in natürlicher Bodenhaltung stammen. Schädliche Bakterien werden durch die antiseptische Wirkung des Essig abgetötet. Die Eierschalen können zur Sicherheit zusätzlich während des Trocknens erhitzt werden.

entzündung führen. „Vaginitis" ist ein relativ umfassender Begriff, der verschiedene Krankheitszustände der Reizung und Entzündung beschreibt; sie sind meist mit einem übelriechenden Ausfluß und Juckreiz verbunden; Geschlechtsverkehr ist während solcher Entzündungszustände unter Umständen schmerzhaft.

Eine Scheidenentzündung kann durch Trichomonaden (einen Einzeller) ausgelöst werden. Das Krankheitsbild ist dann gekennzeichnet von Brennen, Jucken, einem dünnen schaumigen Ausfluß und einem Hautausschlag. Die Bakteriengattung Hämophilus verursacht eine unspezifische Scheidenentzündung, die einen cremig-weißen, gelblichen oder grauen und manchmal blutigen Ausfluß produziert. Außerdem sind Schmerzen im unteren Rückenbereich, Krämpfe und geschwollene Drüsen sowohl in der Bauchgegend als auch auf der Innenseite der Oberschenkel zu beobachten. Leukorrhoe ist eine andere Art der Scheidenentzündung, die mit einem weißen, wäßrigen Ausfluß verbunden ist und entweder durch Hefepilzinfektionen oder durch Trichomonaden ausgelöst wird.

Eine Vaginitis kann auch durch Hefepilzinfektionen, auch als Soor oder Monilia bekannt, ausgelöst werden. Sie wird dann begleitet von einem reichlichen, klumpigen und stark riechenden Ausfluß, von Juckreiz und Entzündung. Diese Infektion wird ausgelöst von einem hefeähnlichen Pilz, den man *Candida albicans* nennt. Das Krankheitsbild wird als Candidiasis bezeichnet. Diese Erkrankung ist heutzutage hauptsächlich deswegen so verbreitet, weil sowohl im medizinischen Bereich, als auch in der Schlachttierhaltung so viele Antibiotika verwendet werden. Antibiotika töten nämlich neben den schädlichen Bakterien auch die nützlichen ab, die unser Körper braucht. Diese nützlichen Bakterien helfen unserer Verdauung, produzieren bestimmte Vitamine und schützen den Körper vor vielen schädlichen Organismen. *Candida albicans* ist solch ein schädlicher und allgegenwärtiger Organismus, der

Nützliche Bakterien

nur darauf wartet, sich vermehren zu können. Candidiasis kommt unter anderem zum Ausbruch in Streßsituationen, bei Diabetes und wenn man zuviel Zucker ißt.

Candidiasis in Streßsituationen, bei Diabetes und wenn man zuviel Zucker ißt

Bei Hefepilzinfektionen

▷ Spülungen mit einem oder mehreren der folgenden Kräuter: **Gelbwurz** und **Myrrhe** (kombiniert), **Lorbeerrinde, Schwarze Walnuß, Beinwell, Salbei** oder **Schafgarbe**: Versuchen Sie, die Flüssigkeit einige Minuten lang im Vaginalbereich zu halten, indem Sie das Becken hoch halten oder die Scheidenöffnung mit der Hand verschließen. Zusätzlich zu den Spülungen helfen diese Kräuter auch in der Form von Tees oder Kapseln.

▷ Ein Aufguß von **Wildem Hafer** ergibt ebenso eine wirksame Spülung (einmal wöchentlich). Trinken Sie davon gleichzeitig täglich eine oder mehrere Tassen über einen längeren Zeitraum.

▷ **Pau d'Arco** ist bekannt dafür, daß es gegen Pilze wirkt. In Form von Kapseln oder als Tinktur oder auch als starker Aufguß für eine Spülung hilft es besonders gut bei Hefepilzinfektionen. Nehmen Sie alle drei Stunden zwei Kapseln oder wenden Sie mehrmals täglich eine Spülung an.

Bei Ausfluß

▷ Folgende Kräuter eignen sich für Spülungen: **Lorbeer, Frauenwurzel, Blaue Schwertlilie, Lavendel, Pau d'Arco, Roter Salbei, Ulme** oder **Eichenrinde**. Mit etwas Wasser können Sie aus zerriebener **Ulme** und beliebigen anderen pulverisierten Kräutern aus dieser Reihe ein Zäpfchen herstellen.

Für alle Arten von Scheidenentzündung

▷ **Myrrhe** kombiniert mit **Gelbwurz** in Kapseln Nr. 00. Nehmen Sie zwei Stück alle zwei Stunden.

▷ **Myrrhe** allein hilft bei Scheidenentzündung ebenso in Form von Tinktur, Extrakt, Aufguß oder Kapseln. Es kann auch zu Spülungen verwendet werden. In gleicher Weise kann auch **Oregontraubenwurzel** angewendet werden (siehe weiter unten). *Vorsicht:* Myrrhe sollte nicht über einen längeren Zeitraum hinweg oder in großen Mengen eingenommen werden. Es kann dann giftig wirken.

Myrrhe nicht über einen längeren Zeitraum oder in großen Mengen

▷ Eine wirksame Spülung für Scheidenausfluß besteht aus folgender Kombination: Bereiten Sie einen starken Aufguß (30 g Kräuter auf einen halben Liter Wasser) mit gleichen Mengen von **Gelbwurz, Himbeerblättern, Sonnenhut, Mitchella repens** und **Ulme**. Gießen Sie die Flüssigkeit ab und fügen Sie einen Teelöffel voll Apfelweinessig zu. Spülen Sie am Morgen und versuchen Sie, die Flüssigkeit fünf Minuten lang zu halten. Beugen Sie sich dazu in der Wanne nach hinten und heben Sie das Becken.

▷ **Krauser Ampfer** und **Eichenrinde** eignen sich ebenso für Spülungen, wie oben beschrieben.

▷ **Schafgarbe** wird als Tinktur empfohlen. Trinken Sie 5 bis 20 Tropfen davon drei- bis viermal täglich in Wasser aufgelöst.

▷ **Bärentraube** kann als Spülung oder als Tinktur und Tee verwendet werden. Zur Teebereitung: Lassen Sie die Bärentraube 30 Minuten lang ziehen und trinken Sie mehrmals täglich 90 ml davon, aber nicht mehr als drei Tassen. Von der Tinktur nimmt man gewöhnlich 10 bis 20 Tropfen in Wasser drei- bis viermal am Tag.

▷ **Oregontraubenwurzel** kann als Tinktur in einer Dosierung von 30 bis 60 Tropfen dreimal täglich eingenommen oder als Aufguß für eine Spülung zubereitet werden. (Diese Pflanze wirkt auch wohltuend auf Leber, Nieren, Magen, Gallenblase, und Schilddrüse. Sie hilft somit bei einer Vielzahl von Beschwerden, einschließlich Hautprobleme und Verstopfung.)

▷ Spülungen mit **Apfelweinessig** (zwei Teelöffel auf einen halben Liter warmes Wasser, am ersten Tag zweimal, dann einmal täglich) sind sehr wirksam. Obwohl Hefepilze in einer säurehaltigen Umgebung gedeihen, verhindert eine Substanz im Essig deren Vermehrung. Essig kann auch die Vermehrung von Bakterien und Trichomonaden verhindern, indem er den richtigen Säuregehalt (pH) für die Vermehrung von nützlichen Bakterien schafft. Wenn Sie eine **Knoblauchzehe** zerdrücken und eine Weile in dieser Essiglösung ziehen lassen, dann den Knoblauch abseihen und mit dieser Flüssigkeit spülen, dann bekämpfen Sie die Bakterien besonders wirksam: Knoblauch ist bekannt für seine antibiotische Wirkung.

Essig schafft den richtigen Säuregehalt für nützliche Bakterien

Scheidentrockenheit

Das Absinken des Östrogenspiegels führt bei manchen Frauen in der Menopause zu Trockenheit im Vaginalbereich, was den Geschlechtsverkehr unangenehm, ja sogar schmerzhaft machen kann. Alle Kräuter, die weiter oben unter „Östrogen“ aufgeführt sind, können diesem Problem abhelfen. Als vaginales Gleitmittel oder Zäpfchen empfiehlt sich eine Salbe oder ein Kräuteröl aus **Weizenkeimöl** oder **Vitamin-E-Öl,** eventuell kombiniert mit **Holunderblüten, Ringelblume, Kamille, Eibisch** oder **Ulme**. Viele behaupten, daß Vitamin E, in Form von Zäpfchen oder als Öl, genauso gut wirkt wie Östrogencreme. Weizenkeimöl ist übrigens reich an Vitamin E.

Weizenkeimöl ist reich an Vitamin E

Schlaflosigkeit

- **Katzenminze** beruhigt, entspannt und fördert das Einschlafen. Trinken Sie zwei- bis dreimal täglich eine Tasse während des Tages oder auch nur kurz vor dem Zubettgehen.

- Dasselbe gilt für **Kamillentee**. Er wirkt äußerst beruhigend.

- **Helmkraut, Hopfenblüten, Baldrian, Blaues Eisenkraut, Beifuß, Schafgarbe, Basilikum, Veilchenblätter** und **Frauenschuh** haben sowohl als Tee als auch in Form von Kapseln eine beruhigende und entspannende Wirkung. Die Kräuter können einzeln oder in beliebigen Kombinationen verwendet werden.

- Ein guter Tip ist auch abgekochter **Selleriesamen**. Trinken Sie eine Tasse davon eine halbe Stunde vor dem Zubettgehen.

- Auch die Kombination, die die Kalziumproduktion fördert (siehe Abschnitt „Depressionen“) hilft bei Schlaflosigkeit: **Beinwell, Luzerne, Wilder Hafer, Schachtelhalm, Irisches Moos**.

- **Passionsblume** ist ein weiteres gutes Mittel gegen Schlaflosigkeit.

- **Mönchspfeffer,** ein vielfältig zu verwendendes Kraut, wird die Schlaflosigkeit vertreiben.

▷ Jeder der genannten Kräutertees hilft gegen Schlaflosigkeit. Versuchen Sie aber auch einmal, sich untertags hinzulegen und zu schlafen: Erstaunlicherweise schlafen viele Menschen in der Nacht besser, wenn sie im Laufe des Nachmittags ein kurzes Nickerchen gemacht haben.

Stimme

▷ **Mönchspfeffer** wirkt vorbeugend und heilend, wenn die Stimme tiefer wird. Auch viele der Kräuter, die zum Ausgleich des Hormonhaushalts im Abschnitt „Östrogen" empfohlen wurden, helfen in dieser Situation.

Verstopfung

Ein Drittel aller Frauen leidet an Verstopfung

Ein Drittel aller Frauen leidet während der Wechseljahre an Verstopfung. Es gibt viele Kräuter, die von altersher wegen ihrer abführenden Wirkung verwendet werden, entweder als Tee, in Kapseln oder in fester Form. Man sollte sich jedoch darüber im klaren sein, daß man Abführmittel, auch wenn sie noch so natürlich sind, nie über einen längeren Zeitraum hinweg verwenden sollte. Man kann zwar nicht von ihnen abhängig werden, wie von Tabak oder Kokain, aber wenn sich die Darmmuskeln erst einmal daran gewöhnt haben, daß Laxative ihre Arbeit übernehmen, werden sie, wie jeder andere nicht beanspruchte Muskel, faul und wollen nicht mehr selbständig arbeiten. Für folgende Kräuter und Ballaststoffe gilt diese Warnung allerdings nicht:

▷ **Vogelmiere** eignet sich hervorragend als Salat oder in einem Salat (sie wächst in vielen Gegenden wild); man kann sie auch gut als Tee oder in Form von Kapseln zu sich nehmen.

▷ **Mate-Tee**

▷ **Löwenzahn,** machen Sie einen Aufguß von der frischen Wurzel.

▷ **Brennessel,** genießen Sie einen Tee aus den Blättern nach dem Essen; wenn Sie frische Brennessel bekommen können, essen Sie sie als gekochtes Blattgemüse oder trinken Sie den Saft, wenn möglich täglich oder zumindest mehrmals wöchentlich über einen Zeitraum von einigen Wochen.

▷ **Haferschleim** sollte ein täglicher Bestandteil ihrer Ernährung sein; oder trinken Sie täglich Tee aus wildem Hafer. Ihre Knochen und Ihre Nerven werden es Ihnen danken.

▷ **Oregontraube** eignet sich gut für chronische Verstopfung. Kochen Sie die Wurzel ab und trinken Sie 90 ml davon vor den Mahlzeiten. Dieser Aufguß sollte täglich frisch gemacht werden. Sie können auch dreimal täglich eine Tinktur aus 30 bis 60 Tropfen in Wasser nehmen.

▷ **Erlenblättriger Kreuzdorn** wird normalerweise in Kapselform eingenommen.

▷ **Sennesblätter** als Tee, Tabletten oder Kapseln. Verwenden Sie diese Pflanze nicht, wenn Sie Hämorrhoiden, einen Darmvorfall oder eine Entzündung im Darmbereich haben. Es handelt sich um ein stimulierendes Laxativ, deshalb *nicht während der Schwangerschaft gebrauchen.*

▷ **Äpfel,** am besten roh und mindestens einen täglich; auch andere Früchte und Gemüse sollten als Rohkost verzehrt werden.

▷ Vollkornnahrung täglich.

▷ Ballaststoffe, Wasser und Gymnastik sind die besten Abführmittel, die es gibt.

Ballaststoffe, Wasser und Gymnastik

▷ **Pektin** als Tabletten oder Kapseln, oder essen Sie einfach viele Äpfel.

▷ **Psyllium,** die Samen oder die Schoten dieser Pflanze sind Ballaststoffe, die den Wassergehalt im Darm erhöhen und dadurch die Ausscheidung fördern. *Vorsicht:* Trinken Sie viel Wasser, wenn Sie Psyllium oder andere Ballaststoffe zu sich nehmen. Es sollte nicht gleichzeitig mit anderen Zusätzen eingenommen werden, da es deren Verdauung behindert (es bildet sich dann eine unverdauliche Masse). Man sollte es auch nicht nehmen bei Darmverschluß oder Darmperforation.

▷ **Kleie, Weizen** oder **Hafer**, am besten roh und unbehandelt, sind weitere Ballaststoffe. Hier gelten die gleichen Vorsichtsmaßnahmen wie bei Psyllium.

▷ **Blasentang**[6]**,** nehmen Sie etwa einen Teelöffel täglich (5 g) in Pulverform oder verwenden Sie es anstelle von Salz zu Ihrem Essen (schmeckt hervorragend zu Popcorn!). Oder lösen Sie getrockneten **Seetang** in Wasser und verwenden Sie ihn beim Kochen. Es gibt viele gute Anregungen in Büchern über makrobiotische Ernährung und in japanischen Kochbüchern.

---

6 Ein Teelöffel Blasentang in Pulver- oder Granulatform enthält 459 mg Natrium.

2 Heilpflanzen – Notizen

Kräuter und Heilpflanzen sind soviel weniger gefährlich in ihrer Anwendung als sogar das weitverbreitete Aspirin, daß sich die Frage nach der Sicherheit dieser Behandlungsmethode eigentlich erübrigt. Es ist allerdings richtig, daß nicht alle Kräuter harmlos sind, aber dasselbe trifft auch für Pilze zu. Mit Heilpflanzen muß man sich ebenso gut auskennen wie mit Pilzen. Wenn man etwa **Wilden Schierling** mit **Wilder Mohrrübe** verwechselt, oder wenn man Belladonna *(Atropa belladonna)* ißt, dann kann das tödlich sein.

Aber schauen Sie sich die Statistiken an: Tausende von Menschen sterben jedes Jahr bei Unfällen, die durch den unsachgemäßen Umgang mit Haushaltsprodukten und Zimmerpflanzen oder gar durch falschen Gebrauch von ärztlich verordneten Medikamenten entstehen. Der amerikanische Verband der Giftzentralen hat es 1991 bestätigt: Es gibt so wenige Berichte über Vergiftungsfälle im Zusammenhang mit Heilpflanzen, daß in der Datenbank der Behörde nicht einmal ein entsprechender Eintrag geführt wird. Dagegen ist die Liste der Vergiftungen durch toxische Zimmer- oder Gartenpflanzen sehr lang (Dieffenbachia, Weihnachtsstern, Oleander etc.).

Es gibt wenig Vergiftungsfälle mit Heilpflanzen

Das soll nicht heißen, daß man sich über den Gebrauch von Heilpflanzen keine Gedanken machen muß, weil sie ja Naturprodukte sind. Gesunder Menschenverstand und genügend Information sind bei allen Nahrungsmitteln vonnöten. Wenn sie zuviel gesättigtes Fett oder zuviel Aspirin zu sich nehmen, können Sie davon krank werden. Das kann aber auch passieren, wenn Sie bei hohem Blutdruck zuviel **Süßholzwurzelrinde** zu sich nehmen. Die Kräuter, die heutzutage am häufigsten angewendet werden, haben der Prüfung der Zeit standgehalten. Millionen von Menschen haben seit Tausenden von Jahren bewiesen, daß der Gebrauch von Heilpflanzen sicher und wirksam ist. Von keiner anderen Medizin kann das behauptet werden.

Tee und seine Zubereitung

Kräuterheilkundige sprechen selten von „Tee“; sie ziehen die genaueren Bezeichnungen „Aufguß“ und „Absud“ vor. Diese beiden Wörter beschreiben zwei ganz unterschiedliche Arten der Zubereitung. Wenn also ein Kräuterheilkundiger Ihnen empfiehlt, einen „Pfefferminzeaufguß“ oder einen „Absud von Weidenrinde“ zu machen, dann meint er das im folgenden Beschriebene.

Aufguß

Diese Methode empfiehlt sich bei Pflanzen, deren ätherische Öle einen angenehmen Duft verbreiten. Nicht nur in der Aromatherapie kann ein Teil der erwünschten Wirkung schon durch den Wohlgeruch einer Pflanze ausgelöst werden. Pfefferminze und Eukalyptus sind z. B. solche Pflanzen. Auch Kräuter mit weichen Blättern und zierlichen Blüten werden gewöhnlich als Aufguß zubereitet.

Für einen Aufguß legen Sie die Kräuter in ein Glas- oder Tongeschirr mit passendem Deckel und übergießen sie mit der entsprechenden Menge kochendem Wasser. Die Kräuter sollen in dem abgedeckte Gefäß 10 bis 20 Minuten lang ziehen. Dann werden sie abgeseiht, und die Flüssigkeit kann getrunken oder kühl gestellt werden. Sie können auch einen Aufguß herstellen, der sich „Sonnentee‘ nennt: Die Kräuter werden in ein Gefäß aus weißem, durchsichtigem Glas mit Deckel gegeben, mit kaltem Wasser übergossen, zugedeckt und einige Stunden lang in die Sonne gestellt.

„Sonnentee“: Kräuter mit kaltem Wasser übergossen in die Sonne gestellt

Absud

Diese Zubereitung ist zu empfehlen, wenn Stengel, Rinde, Wurzel oder gröbere Blätter einer Pflanze die heilenden Bestandteile enthalten.

Für einen Absud geben Sie die Kräuter in ein Glas- oder Tongeschirr oder auch in einen Stahlkochtopf, bedecken sie mit Wasser und kochen sie leicht im offenen Topf für etwa eine Stunde, bzw. so lange, bis die Flüssigkeit zur Hälfte reduziert ist. Wenn die Kräuter wertvolle ätherische Öle freisetzen, sollte das Gefäß während des Siedens abgedeckt werden. Dies ist zum Beispiel bei Zimtstangen der Fall.

Wenn Kräuter ätherische Öle freisetzen, sollte das Gefäß abgedeckt werden

Menge der Kräuter

Die Teezubereitungen für medizinische Zwecke sind gewöhnlich wesentlich stärker als normale Tees. In Teebeuteln sind weit weniger als 30g enthalten, die mit der sechs- bis achtfachen Menge Wasser aufgebrüht werden. Für medizinische Tees brauchen Sie 30g getrocknete Kräuter für je einen halben Liter Wasser. Die getrockneten Pflanzen absorbieren soviel Wasser, daß am Schluß nur etwa eine bis eineinhalb Tassen Flüssigkeit übrigbleiben. Dies reicht normalerweise für drei Dosierungen aus, bzw. für eine Tagesration an wundersamer Kräuterkraft.

Wenn Sie frische Kräuter verwenden, muß die Menge der Kräuter je 0,5 l verdoppelt werden. Getrocknete Kräuter sind sozusagen kondensiert, weil sie kein Wasser enthalten.

Wenn Sie nicht so gerne immer nur Tee trinken, oder wenn das benötigte Kraut im nassen Zustand schleimig wird, oder wenn Sie eine Langzeittherapie vorhaben, dann ist es Ihnen vielleicht lieber, die Kräuter in der Form einer Tinktur, eines Extrakts oder in Gelatinekapseln einzunehmen.

Wie man Tinkturen, Salben, Einreibemittel, Breiumschläge, Öle, Wickel und Pillen zubereitet

Tinkturen

Tinkturen empfehlen sich, wenn die Kräuter nicht gut schmecken, wenn Sie die Kräuter über einen längeren Zeitraum einnehmen oder aufbewahren müssen, wenn die wesentlichen Bestandteile der Kräuter nicht ohne weiteres mit Wasser gelöst werden können oder auch, wenn Sie eine Reihe von verschiedenen Kräutern einnehmen müssen und sich die tägliche Dosierung erleichtern wollen. Tinkturen sind nichts anderes als ein Aufguß mit Alkohol oder Essig.

Für eine Tinktur geben Sie etwa 120 g der getrockneten oder frischen Kräuter in ein Glasgefäß und gießen einen halben Liter 90%igen Alkohol zu (Wodka, Gin, Rum, Whiskey oder Cognac). Decken Sie das Gefäß ab und schütteln Sie es täglich zwei Wochen lang. Dann wird die Tinktur in ein anderes Gefäß abgefüllt, in dem sie vor Licht geschützt ist. Die Kräuter werden durch ein feines Sieb, ein Stück Tuch oder einen Kaffeefilter abgeseiht. Puristen und Astrologen werden Ihnen empfehlen, eine Tinktur bei Neumond anzusetzen und bei Vollmond abzugießen. Die Kraft des zunehmenden Mondes hilft dabei, der Pflanze ihre heilenden Eigenschaften zu entziehen.

Alkohol durch Apfelweinessig ersetzen

Von Tinkturen nimmt man gewöhnlich nur kleine Mengen, einige Tropfen oder einen Teelöffel voll. Wenn Sie dennoch auch in dieser geringfügigen Menge Alkohol vermeiden möchten, können Sie ihn durch reinen Apfelweinessig ersetzen. Sie können die empfohlene Dosierungsmenge der Tinktur auch in einer Tasse kochendem Wasser verrühren und etwas abkühlen lassen. Der Alkohol wird sich dann verflüchtigen.

Wenn Ihnen zwei Wochen Wartezeit zu lange sind, können Sie die Kräuter auch in einen Kaffeefilter geben, mit Alkohol übergießen und die Tinktur in ein sauberes Gefäß durchlaufen lassen. Sie können die Tinktur schon nach dem ersten Durchlauf verwenden, aber sie wird natürlich um so stärker, je öfter sie den Durchlaufprozeß wiederholen.

Flüssige Extrakte

Flüssige Extrakte sind konzentrierte Tinkturen, die kommerziell in einem vielschichtigen Filterverfahren gewonnen werden. Sie sind gewöhnlich fünf- bis zehnmal stärker als Tinkturen und werden dementsprechend weniger hoch dosiert. Beachten Sie genau die Dosierungsanweisungen.

Wie man Salben selbst herstellt

Zuerst stellt man ein Kräuteröl her, indem man die Kräuter in Öl vorsichtig erhitzt, bis die Pflanze ihre Farbe verliert. Dann werden die Kräuter abgeseiht, und dem Öl wird flüssiges Bienenwachs zugegeben (etwa 45 ml Bienenwachs pro 0,5 l Öl). Wenn die Mischung abkühlt, ist sie auch bei Raumtemperatur nicht mehr flüssig. Als Öle eignen sich **Mandelöl, Weizenkeimöl, Olivenöl, Erdnußöl** oder **Vitamin-E-Öl;** auch verflüssigtes, wasserfreies **Lanolinöl** kann verwendet werden, es kann aber allergische Reaktionen hervorrufen. Nicht geeignet sind mineralische Öle.

Um die Salbe haltbar zu machen, fügen Sie etwas **Vitamin-E-Öl** oder Benzoeharz, bzw. eine Tinktur davon, zu.

Um Salbe haltbar zu machen, etwas Vitamin-E-Öl oder Benzoeharz hinzufügen

Man kann auch, wie früher üblich, Schweinefett anstelle von Öl und Bienenwachs verwenden. Man weicht die getrockneten oder frischen Kräuter ein und rührt sie in das geschmolzene Fett ein. Die Mischung wird leicht gekocht, bis sich die Kräuter kräuseln. Dann seiht man das Fett ab und läßt es erkalten.

Einreibemittel

Einreibemittel werden meist für verletzte Gelenke, Arthritis, Entzündungen, Bänderzerrungen oder Muskelverletzungen verwendet. Sie enthalten gewöhnlich sowohl anregende als auch krampflösende Kräuter. Auch essentielle aromatische Öle müssen enthalten sein; sie erleichtern es den heilenden Wirkstoffen, durch die Haut einzudringen.

Für eine Einreibemittel vermischen Sie 120 g getrocknete Kräuter oder 240 g frische Kräuter mit einem halben Liter Alkohol, Essig oder Öl. Sie können **Mandelöl, Sesamöl, Erdnußöl** oder **Olivenöl** einzeln oder kombiniert verwenden. Einreibemittel werden haltbar gemacht, indem man ihnen 400 I.E.(international festgelegte Maßeinheiten) Vitamin E je

250ml Öl zusetzt. Als Alkohol eignen sich Gin, Wodka oder auch Spiritus.

Ein Einreibemittel auf Alkoholbasis hat eine kühlende Wirkung auf die Haut. Wird das Einreibemittel mit Essig angesetzt, wirkt es adstringierend. Einreibemittel auf Ölbasis eignen sich besonders gut zur Massage.

Verschließen Sie den Behälter und lassen Sie die Mischung 3 bis 14 Tage stehen, wobei sie jeden Tag mehrmals geschüttelt werden sollte. Pulverisierte Kräuter brauchen weniger lang, während ganze Pflanzen, Rinden- oder Wurzelstücke sicher längere Zeit stehen müssen. Die Flüssigkeit wird abgegossen und mit 10 bis 30 Tropfen eines essentiellen Öls versetzt, wie etwa **Immergrün** oder **Eukalyptus:**

Breipackungen

Breipackungen bei Infektionen, Entzündungen, Blutergüssen und Krämpfen

Breipackungen werden bei Infektionen und Entzündungen verwendet, um das Fieber zu senken, um Gift oder Fremdkörper herauszuziehen, um Stauungen aufzulösen, Blutergüsse zu heilen und um Krämpfe und Schmerzen zu lindern. Man macht Breipackungen hauptsächlich aus zerdrückten, pulverisierten oder pürierten Kräutern, die naß direkt oder in ein sauberes Tuch eingeschlagen auf die betroffene Stelle gelegt werden. Kalte Packungen mindern die Hitze von Entzündungen und Stauungen, bei Krämpfen und bestimmten Schmerzzuständen empfiehlt sich eine warme Packung. Frische Kräuter entwickeln beim Zerdrücken gewöhnlich genügend Feuchtigkeit, aber Breipackungen können jederzeit mit Wasser, Tinkturen, einem Aufguß, Öl, Absud oder einer Salbe angefeuchtet werden.

Die passenden Kräuter werden je nach ihrer heilenden Wirkung ausgesucht. **Kohlblätter** ziehen zum Beispiel Toxine aus dem Körper. Waschen Sie ein Blatt ab, zerstoßen Sie es, oder zerdrücken Sie zumindest die starken Blattrippen (eventuell mit einem Nudelholz), und legen Sie den Brei auf die betroffene Wunde, das Geschwür bzw. den Tumor. Mit einem sauberen Tuch oder einer Bandage kann der Brei festgebunden werden. Wenn der Blattbrei warm oder heiß wird, müssen Sie ihn erneuern. **Beinwell** reduziert Schwellungen und heilt Schnittwunden, offene Wunden, Abschürfungen und andere äußere Verletzungen. Säubern Sie die betroffene Stelle und legen Sie eine warme Breipackung aus **Beinwell** auf, die mit einem Aufguß aus **Beinwell** oder anderen Kräutern und Ölen angefeuchtet werden kann. Sie werden staunen, wie schnell dieser Umschlag heilt. Packungen mit **Ingwer, Cayennepfeffer** oder **Gelbholzbaum** fördern die Durchblutung und beschleunigen damit die Heilung.

Ätherische Öle

Ätherische Öle selbst herstellen

Man kann ätherische Öle auf verschiedene Arten selbst herstellen. Allerdings sind selbstgemachte Öle nicht so hoch konzentriert wie solche aus den Reformhäusern. Für den therapeutischen Gebrauch fügt man eine Menge von etwa 10 Tropfen bis 30 ml dieser gekauften Öle einer oder zwei Tassen eines anderen Öls zu: **Sesamöl, Weizenkeimöl** und **Sonnenblumenöl** werden rasch von der Haut absorbiert. **Mandelöl, Erdnußöl, Olivenöl** und **Avocadoöl** bleiben dagegen länger auf der Haut.

Und so macht man ätherische Öle selbst: 60 g fein zerriebene Kräuter werden mit einem halben Liter gutem Öl vermischt (**Olive, Avocado** etc.). Die Menge wird langsam auf dem Herd oder im Backofen bei bis zu 200 °C erhitzt, bis sich die Kräuter kräuseln. Das kann zwischen zwei und vier Stunden dauern. Dann wird das Öl in ein dunkles Gefäß abgeseiht.

Bei einer anderen Zubereitung wird ein Gefäß locker mit Kräutern oder Blumenblättern gefüllt, die Sie ganz nach Ihren Wünschen einzeln oder gemischt zusammenstellen. (**Lavendel, Kamille** oder **Holunderblüten** und **Rosenblüten** sind z. B. eine schöne Kombination.) Gießen Sie vorsichtig Öl über diese Kräuter – es sollten keine Luftblasen entstehen –, verschließen Sie das Gefäß und stellen Sie es bei warmem Wetter vier bis fünf Tage lang in die Sonne. Bei kühlen Temperaturen müssen die Kräuter bis zu 14 Tagen ziehen. Das Gefäß muß jeden Tag geschüttelt werden. Dann wird das Öl in ein sterilisiertes Gefäß abgeseiht.

Wie man Knoblauchöl und Knoblauchsirup herstellt

120 bis 240g Knoblauch werden geschält, in der Knoblauchpresse zerdrückt und in einem sterilisierten weiten Gefäß mit **Olivenöl** bedeckt. Das Gefäß wird verschlossen und drei bis sieben Tage stehengelassen. Es muß jeden Tag geschüttelt werden. Dann wird das Öl in ein dunkles Gefäß oder eine Flasche abgeseiht und an einem kühlen Ort aufbewahrt. Dieses Öl ist wunderbar für Salate geeignet. Es kann aber auch bei den verschiedensten Beschwerden heilbringend verwendet werden, wie zum Beispiel Ohrenentzündungen und sogar Ohrmilben bei Haustieren (zwei bis drei Tropfen des angewärmten Öls werden zweimal täglich in das betroffene Ohr geträufelt).

Knoblauchsirup bei Erkrankungen der Atemwege, zu hohen Cholesterinwerten und Herzschwäche

Für den **Knoblauchsirup** braucht man ein ganzes Pfund geschälten und zerdrückten Knoblauch. Er wird in einem Gefäß mit drei Teilen **Apfelweinessig** und einem Teil Wasser bedeckt, durchgeschüttelt und dann drei bis vier Stunden stehengelassen. Die Flüssigkeit wird abgeseiht und die gleiche Menge Honig zugefügt. Der Sirup wird abgedeckt und kühl gelagert. Ein Teelöffel davon bis zu achtmal täglich hilft bei Erkrankungen der Atemwege (einschließlich Asthma, Bronchitis und Blutansammlung in den Kapillaren), Husten, Kreislaufproblemen, zu hohen Cholesterinwerten, Verdauungsschwierigkeiten und Herzschwäche.

Umschläge

Einen Aufguß oder Absud können Sie mit Umschlägen auf den Körper aufbringen. Man tränkt ein sauberes Baumwolltuch in einem Aufguß, der so heiß wie möglich sein sollte, wringt das Tuch aus und legt es auf die betroffene Stelle. Dann wird der Umschlag mit einem Stück Plastik abgedeckt. Darüber kommt ein trockenes Handtuch und eventuell noch ein Heizkissen. Diese Behandlung stimuliert den Kreislauf und die Lymphdrüsen, lindert Kolik- und Blähungsschmerzen, wärmt Gelenke und verringert innere Entzündungen. Abwechselnd kalte und heiße Umschläge aktivieren jeden Bereich des Körpers, etwa die Nieren und den Darm, und verbessern den Kreislauf.

Pillen

Selbstgemachte Pillen enthalten keine Zusatzstoffe oder Tierprodukte

Es hat seine Vorteile, wenn man sich seine eigenen Pillen macht. Zum einen enthalten die Pillen keine der Füll- oder Zusatzstoffe, die kommerzielle Hersteller verwenden, um das Tablettenmaterial zu binden oder so zu präparieren, daß die Kräuter maschinell in die Kapseln eingefüllt werden können. Ein weiterer Vorteil liegt darin, daß Sie bei selbstgemachten Pillen sicher sein können, keine Tierprodukte mitzuessen. Dies ist gerade für Vegetarier von Bedeutung: „Gelatine"-Kapseln sind normalerweise ein Tierprodukt. Es gibt zwar inzwischen schon Gelatine in vegetarischer Form, sie ist aber wesentlich teurer. Und damit sind wir bereits beim dritten Vorteil: selbst gemachte Pillen: sind viel billiger.

Und so machen Sie die Pillen: Die Kräuter werden so fein wie möglich zerrieben und zerkleinert, entweder in einem Mixer, in einer Kaffeemühle, einer Küchenmaschine oder im Mörser. Dann fügt man etwas **Ulmenpulver** oder ein anderes schleimbildendes Kraut zu (etwa ein Zehntel der Gesamtmenge) und soviel Wasser, daß eine cremig-klebrige Konsistenz entsteht. Aus dieser Masse werden Kugeln in Erbsengröße geformt. Diese Pillen können sofort verwendet oder bei Zimmertemperatur getrocknet werden. Sie können auch den Backofen auf 250 °C vorheizen, abschalten und die Pillen auf einem Teller 15 bis 30 Minuten zum Trocknen hineinstellen. Sie werden in eine Flasche abgefüllt, beschriftet und kühl aufbewahrt.

Gelatinekapseln – wie füllt man sie und was bedeuten die Zahlen?

Die Zahlen „00" und „0" beziehen sich auf die beiden meist verwendeten Größen der Kapseln. Die „00"-Kapsel ist die größere von beiden und wird am häufigsten angeboten.

Das Schlucken der Kapseln

Kapseln sind leicht und einfach mit etwas Flüssigkeit zu schlucken, wenn man den Kopf leicht nach vorne beugt

Man darf den Kopf nicht zurückwerfen wie beim Schlucken von Tabletten. Kapseln sind ganz leicht, sie lassen sich am einfachsten schlucken, wenn man sie mit etwas Flüssigkeit einnimmt und den Kopf beim Trinken leicht nach vorne beugt. Trinken Sie mindestens eine halbe bis eine ganze Tasse Flüssigkeit mit den Kapseln, damit sie sich leicht auflösen können.

Das Füllen der Kapseln

Die Kräuter müssen zunächst zu einem feinen Pulver zerrieben werden. Das können Sie entweder selbst machen oder Sie kaufen die Kräuter in geriebener Form. Geben Sie das Kräuterpulver in eine Tasse, nehmen Sie die beiden Kapselhälften auseinander und füllen Sie das Pulver fast bis unter den oberen Rand der beiden Hälften. Sie können auch nur die größere Hälfte gestrichen füllen. Setzen Sie die beiden Hälften wieder zusammen.

Ein Teelöffel Kräuterpulver reicht gewöhnlich aus für zwei „00"-Kapseln, je nachdem wie fein das Pulver gemahlen ist und wie fest Sie die Kapseln füllen. 30 g Pulver reichen für etwa 40 bis 50 „00"-Kapseln oder für 50 bis 70 „0"-Kapseln.

Dosierung: Im allgemeinen werden zwei Kapseln dreimal täglich empfohlen. Die individuelle Dosierung richtet sich im Einzelfall nach den ausgewählten Kräutern und Ihren persönlichen Bedürfnissen.

Häufig wird gegen Gelatinekapseln eingewendet, daß sie ein Tierprodukt seien. Es gibt inzwischen schon Kapseln aus vegetarischem Material. Sie können sich Ihre Kräuterpillen aber auch selbst machen (siehe oben.)

Wirkungsweisen von Heilkräutern

Adaptogene (Umstimmungsmittel) helfen dem Körper, mit allen möglichen Streßfaktoren fertig zu werden und sich ihnen anzupassen; sie erhöhen Ausdauer und Widerstandskraft und fördern angeblich auch die Langlebigkeit.

Adstringierende Mittel dämmen Blutungen und Entzündungen ein, verringern die Ausscheidung von Schleim und verstärken die Gewebespannung.

Alterative (Ausscheidungsmittel) reinigen das Blut und stärken damit die Funktionen der entgiftenden Organe des Körpers: Leber, Nieren, Milz und Darm. Alterative müssen über einen längeren Zeitraum eingesetzt werden, um eine allmähliche Entgiftung zu erreichen.

Analgetika mindern Schmerz und beheben Unbehagen.

Antibiotika behindern das Wachstum von Bakterien und zerstören sie; sie stärken das Immunsystem des Körpers.

Antipyretika haben eine kühlende Wirkung; sie senken oder verhindern Fieber. Als Antipyretika werden auch Mittel bezeichnet, die schädliche Säuren im Blut neutralisieren und somit das Blut „kühlen“.

Antiseptika verhindern das Wachstum von Bakterien.

Anti-Tumor-Mittel lösen Tumore und Wucherungen auf.

Aphrodisiaka werden eingesetzt, um einen mangelnden Geschlechtstrieb auszugleichen; sie wirken allgemein stärkend und kräftigend, so daß sich schon aufgrund einer besseren körperlichen Gesamtverfassung die sexuelle Energie erhöht.

Aromatische Mittel sind Kräuter mit einem angenehmen Duft, die aber manchmal sehr scharf schmecken.

Cholagoga sind gallefördernde Mittel.

Diaphoretika sind schweißtreibende Mittel, die das gesamte Kreislaufsystem beeinflussen.

Diuretika erhöhen die Harnausscheidung und helfen somit bei Ansammlungen von Wasser im Körper. Sie werden häufig mit anderen lindernden und heilenden Kräutern kombiniert, um ein Reizung der Harnwege zu beheben.

Emenagoga fördern die Menstruationsblutungen; sie sollten aber vorsichtig gehandhabt werden. Eine Überdosierung kann zu sehr starken Blutungen und möglicherweise zu großen Beschwerden führen. Emenagoga lindern auch Krämpfe. Kräuter dieser Kategorie sollten nur dann in der Schwangerschaft eingesetzt werden, wenn sie auch tonische Wirkung haben.

Emetika führen in großen Mengen gewöhnlich zum Erbrechen. Sie werden als Tinktur oder als Tee eingenommen.

Emollienzien machen die Haut weich und geschmeidig.

Expektorantien wirken schleimlösend auf Hals und Lungen; sie werden gewöhnlich mit anderen heilenden Kräutern kombiniert.

Galaktagoga verbessern die Milchbildung.

Hämostyptika stillen interne Blutungen.

Hepatika wirken stärkend und anregend auf die Leber.

Hormonelle Mittel enthalten Bestandteile, die der Körper zur Produktion von Hormonen verwendet oder die als Hormonersatz dienen. Viele tonisierende, aber auch zahlreiche andere Kräuter enthalten solche hormonellen Bestandteile.

Immunstimulierende Mittel stärken das Immunsystem, reinigen das Blut und können somit antiseptisch, antibiotisch und antimykotisch wirken.

Kardiaka stärken das Herz.

Karminativa wirken blähungstreibend im Magen-Darm-Trakt, stimulieren die Peristaltik und stärken damit die innere Muskulatur.

Laxantien machen den Stuhl weich und wirken abführend.

Lindernde Heilmittel beruhigen Reizungen jeder Art.

Litholytika lösen Nieren- und Gallensteine auf.

Lymphatika wirken reinigend und anregend auf das Lymphdrüsensystem.

Nervenstärkende Mittel beruhigen und entspannen.

Parasitizide töten Parasiten.

Sedativa siehe Nervenstärkende Mittel

Sialogga regen den Speichelfluß an.

Spasmolytika lindern und beheben Muskelkrämpfe und Zuckungen.

Stimulantien beleben oder beschleunigen die normalen Körperfunktionen; sie erhöhen Energie und Antriebskraft.

Stomachika sind Magenmittel: Sie stärken die Funktionen des Magens und verbessern Verdauung und Appetit.

Tonisierende Mittel stärken und beleben den gesamten Organismus, so daß er besser mit Belastungen fertig wird.

Wehenmittel fördern die Wehentätigkeit und erleichtern die Geburt.

Wundmittel helfen bei der Heilung von Wunden und Verbrennungen; sie fördern das Zellwachstum und beugen Infektionen vor.

Wie man Kräuter für den eigenen Bedarf richtig auswählt

Wirkungsweisen der Kräuter

Die verschiedenen Wirkungsweisen der Kräuter können in drei Kategorien unterteilt werden, je nach den grundlegenden Reaktionen, die sie im Körper bewirken. Einige Kräuter sind in mehr als nur einer Kategorie vertreten; sehr häufig hängt die Wirksamkeit der Kräuter auch von der Dauer und Intensität ihrer Verwendung ab.

Entgiftung

- Abführmittel (Laxantien)
- Anti-Tumor-Mittel
- Blutreinigungsmittel
- Brechmittel
- Gallefördernde Mittel
- Harntreibende Mittel
- Lymphatische Mittel
- Parasitentötende Mittel
- Schleimlösende Mittel
- Steinlösende Mittel

Linderung von Symptomen

- Antibiotika
- Antiseptika
- Antispastika
- Beruhigende Mittel (Sedativa)
- Blähungstreibende Mittel
- Blutstillende Mittel
- Brechmittel
- Fiebersenkende Mittel
- Lindernde Mittel
- Menstruationsfördernde Mittel
- Schleimlösende Mittel
- Schmerzstillende Mittel
- Schweißtreibende Mittel
- Speichelfördernde Mittel
- Stimulierende Mittel
- Wehenfördernde Mittel
- Weichmachende Mittel

Stärkung und Tonisierung

- Aphrodisiaka
- Aufbauende Mittel
- Herzstärkende Mittel
- Leberstärkende Mittel
- Magenmittel
- Menstruationsfördernde Mittel
- Milchbildende Mittel
- Nervenstärkende Mittel
- Schweißtreibende Mittel
- Tonisierende Mittel
- Wehenfördernde Mittel
- Wundmittel
- Zusammenziehende Mittel

Einige Kräuter und ihre Eigenschaften

Die richtigen Kräuter für Ihren persönlichen Bedarf

Die nachfolgende Auflistung soll Ihnen helfen, die richtigen Kräuter für Ihren persönlichen Bedarf zusammenzustellen. So könnten Sie etwa für das prämenstruelle Syndrom Kräuter miteinander kombinieren, die folgende Merkmale beinhalten: harntreibend, nervenstärkend, schmerzstillend, beruhigend, tonisierend und Hormonstoffe enthaltend.

Ampfer (Krauser): blutreinigend, zusammenziehend, gallefördernd, abführend, nährend, lymphatisch.

Bärentraube: zusammenziehend, harntreibend, blutreinigend, tonisierend, antiseptisch.

Baldrianwurzel: krampflösend, nervenstärkend, blähungstreibend, anregend, beruhigend, schmerzstillend.

Beifuß: menstruationsfördernd, nervenstärkend, tonisierend, herzstärkend, krampflösend, schweißtreibend, abführend.

Beinwell: lindernd, schleimlösend, wundheilend, blutreinigend, zusammenziehend, nährend, klebrig.

Benediktusdistel: menstruationsfördernd, milchbildend, tonisierend, blutreinigend, magenstärkend.

Berberitze: antiseptisch, leberstärkend, magenstärkend, blutreinigend, aromatisch, tonisierend, immunisierend, steinlösend.

Blasentang: lindernd, nährend blutreinigend, harntreibend, entgiftend, entspannend, antibiotisch, herzstärkend, abführend, schmerzstillend, nervenstärkend, immunisierend, beruhigend; neutralisiert bei Verstrahlung, wirkt gegen Tumore und als Aphrodisiakum.

Bockshornkleesamen: lindernd, weichmachend, schleimlösend, zusammenziehend, milchbildend, tonisierend; hormonelles Mittel, Aphrodisiakum.

Brennesselblätter: nährend, tonisierend, milchbildend, blutbildend, harntreibend, abführend, steinlösend, blutreinigend, antiseptisch, schleimlösend, zusammenziehend; das Mittel hilft bei Diabetes, Rheuma, Asthma; der frische Saft wirkt blutstillend.

Brennesselsamen: antiseptisch, verjüngend, wurmabtreibend, abführend, entgiftend (Gegengift).

Brennesselwurzel: tonisierend, zusammenziehend, harntreibend.

Buccoblätter: antiseptisch, harntreibend, schweißtreibend, steinzertrümmernd.

Cayennepfeffer: blähungstreibend, anregend, krampflösend, zusammenziehend.

Chamaelirium luteum: menstruationsfördernd, tonisierend, harntreibend, parasitentötend, anregend; Brechmittel.

Chaparral: antibiotisch, antiseptisch, blutreinigend, steinzertrümmernd, lymphatisch, parasitentötend; Anti-Tumor-Mittel, Brechmittel.

Damiana: menstruationsfördernd, tonisierend, harntreibend, gallefördernd; Aphrodisiakum.

Dong Quai *(Angelica sinensis)*: menstruationsfördernd, krampflösend, blutreinigend; hormonelles Mittel, Gebärmuttertonikum.

Eibisch (Echter) *(Althea officinalis)*: lindernd, harntreibend, weichmachend, steinlösend, blutreinigend, nährend, wundheilend.

Eichenrinde (Weiße): zusammenziehend, harntreibend, antiseptisch.

Frauenwurzel: krampflösend, menstruationsfördernd, wehenfördernd, harntreibend.

Gelbwurz: antibiotisch, antiseptisch, blutreinigend, menstruationsfördernd, magenstärkend, tonisierend, abführend, immunstimulierend.

Ginkgo: ein stimulierendes Mittel, das den Blut- und Sauerstoffkreislauf, vor allem zum Gehirn, stärkt. Es enthält viele oxydationshemmende Bestandteile.

Ginseng (Panex): blutreinigend, stimulierend, magenstärkend, tonisierend, herzstärkend, leberstärkend, immunstimulierend; hormonelles Mittel.

Ginseng (Sibirischer): adaptogen, krampflösend, herzstärkend, immunstimulierend; hormonelles Mittel.

Gotu Kola: nervenstärkend, tonisierend, blutreinigend, fiebersenkend, harntreibend.

Hafer und **Hafergrütze:** nervenstärkend, tonisierend, krampflösend, lindernd, fiebersenkend, harntreibend, schweißtreibend, blähungstreibend, stimulierend, abführend; es wirkt Depressionen und zu hohem Blutzucker entgegen.

Helmkraut: krampflösend, nervenstärkend, fiebersenkend.

Himbeerblätter: krampflösend, zusammenziehend, blutreinigend, stimulierend, tonisierend, blutstillend, schmerzlindernd.

Hirtentäschel: zusammenziehend, harntreibend und im urologischen Bereich antiseptisch, blutstillend, stimulierend.

Hopfen: nervenstärkend, magenstärkend, schmerzlindernd, blähungstreibend, gallefördernd, tonisierend.

Kamille: menstruationsfördernd, nervenstärkend, beruhigend, blähungstreibend, schweißtreibend, tonisierend, schmerzlindernd.

Katzenminze: blähungstreibend, schweißtreibend, beruhigend, fiebersenkend, nervenstärkend.

Kermesbeere: blutreinigend, lymphatisch, antibiotisch, entzündungshemmend; in großen Mengen wirkt es als Brech- und Abführmittel, ist in dieser Eigenschaft aber nicht empfehlenswert. Es wird am besten in kleinen Mengen mit anderen Kräutern kombiniert.

Klee (Roter): blutreinigend, nährend, beruhigend, stimulierend, krampflösend, schleimlösend; Anti-Tumor-Mittel.

Klettenblätter: tonisierend, gallefördernd, harntreibend, wundheilend; Anti-Tumor-Mittel.

Klettensamen: blutreinigend, harntreibend, tonisierend, lindernd, wundheilend, entspannend.

Klettenwurzel: blutreinigend, schweißtreibend, harntreibend, lindernd, fiebersenkend, antibiotisch, magenstärkend, blähungstreibend, zusammenziehend, tonisierend, auch im urologischen Bereich; hormonelles Mittel, Aphrodisiakum, Anti-Tumor-Mittel.

Knoblauch: blutreinigend, antibiotisch, krampflösend, schweißtreibend, schleimlösend, stimulierend, lymphatisch, immunstimulierend, parasitentötend.

Labkraut: blutreinigend, zusammenziehend, harntreibend, fiebersenkend, abführend, immunstimulierend.

Läusekraut: nervenstärkend, blutreinigend, aromatisch, leberstärkend, beruhigend, parasitentötend.

Lobelie: krampflösend, nervenstärkend, schleimlösend; Brechmittel.

Löwenzahnblätter: nährend, tonisierend, milchbildend, magenstärkend, gallefördernd, abführend, harntreibend, wundheilend, schmerzstillend, fiebersenkend.

Löwenzahnblüten: schmerzstillend, weichmachend, wundheilend, leberstärkend, beruhigend, herzstärkend.

Löwenzahnwurzel: leberstärkend, gallefördernd, steinlösend, tonisierend, nährend, milchbildend, verdauungsfördernd, magenstärkend, abführend, harntreibend, zusammenziehend, beruhigend, antimykotisch, antibakteriell.

Mahonienwurzel: blutreinigend, gallefördernd, abführend, tonisierend, steinlösend, lymphatisch.

Mais: harntreibend, steinlösend, lindernd.

Mitchella repens (Squaw Vine): menstruationsfördernd, zusammenziehend, harntreibend.

Mönchspfeffer: menstruationsfördernd, tonisierend; hormonelles Mittel.

Moos (Irisches): lindernd, weichmachend, nährend.

Myrrhe: antiseptisch, menstruationsfördernd, blähungstreibend, schleimlösend, stimulierend, immunstimulierend.

Passionsblume: krampflösend, beruhigend, schweißtreibend, nervenstärkend, schmerzstillend, abführend.

Pau d'Arco (Brasilianisches Bogenholz): blutreinigend, antimykotisch, tonisierend, verdauungsfördernd, antibiotisch; Anti-Tumor-Mittel, Anti-Diabetes-Mittel.

Petersilie: harntreibend, blähungstreibend, schleimlösend, nervenstärkend, tonisierend, steinlösend.

Pfefferminze: aromatisch, blähungstreibend, schweißtreibend, stimulierend, krampflösend.

Poleiminze (Flohkraut): schweißtreibend, menstruationsfördernd, krampflösend, blähungstreibend, anregend.

Ringelblume: zusammenziehend, wundheilend, schweißtreibend, krampflösend.

Rosmarin: aromatisch, blähungstreibend, schweißtreibend, anregend, zusammenziehend, fiebersenkend, entzündungshemmend, magenstärkend, nervenstärkend, schmerzstillend, antiseptisch.

Sägepalme: harntreibend, tonisierend, antiseptisch, beruhigend; hormonelles Mittel, Aphrodisiakum.

Salbei: krampflösend, zusammenziehend, aromatisch, wundheilend.

Sarsaparilla: blutreinigend, blähungstreibend, tonisierend, schweißtreibend; hormonelles Mittel.

Schachtelhalm: zusammenziehend, harntreibend, steinlösend, menstruationsfördernd, milchbildend, nährend, wundheilend.

Schafgarbe: zusammenziehend, schweißtreibend, blutstillend, anregend, krampflösend, magenstärkend, fiebersenkend, blähungstreibend, den urologischen Bereich stärkend.

Schneeball: krampflösend, zusammenziehend, nervenstärkend.

Sellerie: blähungstreibend, harntreibend, nervenstärkend, anregend, tonisierend.

Sonnenhut: blutreinigend, antiseptisch, lymphatisch, parasitentötend, immunstimulierend, den Speichelfluß fördernd.

Süßholzwurzel: lindernd, schleimlösend, abführend, blutreinigend, immunstimulierend; hormonelles Mittel.

Sumach: energiestärkend, anpassend, lindernd, nährend, schmerzstillend; hormonelles Mittel.

Teufelskralle: blutreinigend, steinlösend, anregend; Anti-Tumor-Mittel.

Ulmenrinde: lindernd, weichmachend, nährend, zusammenziehend.

Veilchen: lindernd, schleimlösend, blutreinigend, fiebersenkend, antiseptisch, wundheilend, krampflösend; Anti-Tumor-Mittel.

Vogelmiere: nährend, stärkend (nach Krankheit), fiebersenkend, blutreinigend, blähungstreibend, lindernd, weichmachend, wundheilend; hormonelles Mittel.

Wacholderbeere: krampflösend, harntreibend, schmerzstillend, aromatisch, zusammenziehend, blähungstreibend, steinlösend, anregend.

Walnuß (Schwarze): antiseptisch, zusammenziehend, antimykotisch, blutreinigend, lymphatisch, parasitentötend; Anti-Tumor-Mittel.

Wanzenkraut: krampflösend, schleimlösend, menstruationsfördernd, schweißtreibend, herzstärkend, blutreinigend, tonisierend.

Wegerich: harntreibend, weichmachend, blutreinigend, antiseptisch, zusammenziehend, schleimlösend, wundheilend, abführend.

Weidenrinde: schmerzstillend, krampflösend, tonisierend, zusammenziehend, schweißtreibend, harntreibend, fiebersenkend.

Weinraute: krampflösend, menstruationsfördernd, anregend.

Weißdornbeeren: tonisierend, krampflösend, herzstärkend, zusammenziehend, harntreibend, beruhigend.

Yamswurzel: gallefördernd, krampflösend, schweißtreibend, schleimlösend; hormonelles Mittel.

Zaubernuß (Virginische): zusammenziehend, blutstillend, entzündungshemmend, tonisierend, beruhigend.

Kinesiologischer Test zur Auswahl des richtigen Mittels und zur Bestimmung der Dosis

Dieser sogenannte Muskeltest ist eine erstaunliche Methode, der Sie vermutlich erst dann Ihr Vertrauen schenken, wenn Sie sie selbst ausprobiert haben. Dieser Test ermöglicht es Ihnen, zu bestimmen, was und wieviel Ihr Körper zum gegebenen Zeitpunkt braucht.

Es gibt zwei mögliche Vorgehensweisen, die beide sehr einfach sind, für die Sie aber jeweils die Hilfe einer Person brauchen, der Sie vertrauen können.

Strecken Sie zunächst Ihren linken Arm aus und halten Sie ihn waagerecht, im rechten Winkel zum Körper. Bitten Sie nun Ihren Helfer, Ihren ausgestreckten Arm nach unten zu drücken und dabei zu sagen „Leiste mir Widerstand“. Damit bestimmen Sie Ihre Grundstärke. Ihr Helfer sollte nicht alle seine Kraft aufbringen, um Ihren Arm nach unten zu drücken. Es geht lediglich darum, ein Gefühl für Ihre „normale“ Muskelkraft zu bekommen.

Halten Sie als nächstes eine Flasche mit Kräuterkapseln, Vitaminen oder auch eine Heilnahrung in Ihrer rechten Hand gegen die Brust und führen Sie noch einmal die Übung mit ausgestrecktem Arm durch. Ihr Helfer könnte sagen „Wir wollen wissen, ob xy das Mittel z zu diesem Zeitpunkt benötigt.“ Er braucht aber auch gar nichts zu sagen. Die Entscheidung liegt ganz bei Ihnen. Sollte Ihre Widerstandskraft auch nur geringfügig schwächer werden, während Sie das Heilmittel in der Hand halten, dann ist dies zu diesem Zeitpunkt nicht das richtige Mittel für Sie. Bleibt Ihre Muskelkraft aber gleich oder verstärkt sich sogar, dann wird Ihnen das Mittel gut tun. Wenn Sie eindeutig stärkeren Widerstand leisten können, gibt Ihr Körper damit zu verstehen, daß er das Mittel unbedingt braucht.

Bleibt Ihre Muskelkraft gleich, wird Ihnen das Mittel gut tun

Sie können das nicht glauben? Sie wollen den Versuch erst einmal selbst durchführen? Einverstanden. Skeptiker sind herzlich dazu eingeladen! Versuchen Sie das Experiment zuerst mit etwas, von dem Sie genau wissen, daß es Ihnen schadet, z. B. mit einer Packung Zucker, einer Tüte Bonbons, einer Schachtel Zigaretten oder ähnlichem. Wenn Sie nicht vollkommen entkräftet sind oder Ihr Adrenalinspiegel auf dem Nullpunkt liegt – in beiden Fällen würde Ihr Körper wohl alles annehmen, was ihm geboten wird–, dann müßte Ihre Muskelkraft bei dem Negativprodukt deutlich schwächer werden.

In ähnlicher Weise funktioniert die zweite Methode, bei der man die Fingerspitzen von Daumen und Zeigefinger der linken Hand zusammenpreßt, während man in der rechten Hand das fragliche Mittel hält. Ihr Helfer muß versuchen, Ihre Fingerspitzen zu lösen. Bitte vergessen Sie nicht, daß es hier nicht um ein Kräftemessen zwischen Ihnen und Ihrem Helfer geht, sondern lediglich um die Bestimmung Ihrer relativen Stärke.

Wenn Sie die Dosierung festlegen wollen, halten Sie zunächst eine ziemlich große Menge des Mittels in Ihrer rechten Hand. Fangen Sie z.B. mit einer Handvoll Kapseln an und bitten Sie Ihren Helfer, etwa folgendes zu sagen: „Wir wollen wissen, wieviel xy pro Tag nehmen muß.“ Vermutlich wird Ihre Muskelstärke mit dieser großen Anfangsmenge schwächer sein. Lassen Sie Ihren Helfer eine Kapsel nach der anderen wegnehmen, testen Sie jedes Mal und wiederholen Sie den Satz so lange, bis Sie Ihre Idealdosierung erreichen.

Dong Quai – eine Wunderpflanze für alle Frauen

Dong Quai *(Angelica sinensis, A. acutiloba)* wird seit mindestens 2000 Jahren als Medikament verwendet. Antike medizinische Texte aus China, die so weit zurückgehen, erwähnen immer wieder **Dong Quai** und seine vielen Heilkräfte für alle möglichen Frauenbeschwerden. Wissenschaftliche Untersuchungen haben folgendes ergeben:

Dong Quai wird seit 2000 Jahren als Medikament verwendet

Dong Quai

- enthält Nährstoffe für weibliche Drüsen,
- reguliert die Monatsblutungen,
- wirkt blutbildend,
- hilft der Mutter nach der Geburt,
- lindert Hitzewallungen und Krämpfe,
- lindert das prämenstruelle Syndrom.

Außerdem wird es oft mit anderen Kräutern kombiniert und hilft sowohl Männern als auch Frauen als generelles Stärkungsmittel und bei

- Hauterkrankungen, vor allem Ekzemen,
- Bluthochdruck,
- Nierenproblemen (einschließlich Nierenentzündung),
- Candida und anderen Pilzerkrankungen,
- Tumoren,
- Diabetes,
- Krebs,
- Angina pectoris.

Es hat seine Wirksamkeit als antibakterielles, antimykotisches und immunstimulierendes Mittel bewiesen, das eine Virenschutzsubstanz (Interferon) produziert und gegen Tumore eingesetzt werden kann. Außerdem enthält es viel Vitamin B_{12}.

Je nach Zubereitung kann Dong Quai stimulierend oder entspannend auf den Uterus wirken

Je nach seiner Zubereitungsart kann **Dong Quai** stimulierend oder entspannend auf den Uterus wirken. Wenn man die Pflanze lange Zeit abkocht, so daß sich die ätherischen Öle verflüchtigen, dann wird eine Kontraktion der Gebärmuttermuskeln angeregt. Wird **Dong Quai** nur kurz und bei geringer Hitze abgekocht, wirkt die Pflanze entspannend auf den Uterus. **Dong Quai** reguliert auch die Gebärmutterfunktionen und wird daher häufig eingesetzt, wenn zu starke Monatsblutungen behandelt werden sollen. Bei Laborversuchen weisen Tiere, denen man **Dong Quai** gegeben hat, einen höheren Traubenzuckerstoffwechsel und einen verstärkten DNS-Stoffwechsel in der Gebärmutter auf. Damit läßt sich auch erklären, warum **Dong Quai** eine heilende Wirkung auf Verletzungen der Gebärmutter hat.

Dong Quai wird gewöhnlich in Kapselform eingenommen oder aufgebrüht als Aufguß oder Absud. Für viele Frauen reichen schon zwei Kapseln pro Tag aus, obwohl Kräuterheilkundige als stärkende Dosis mindestens vier bis acht Kapseln pro Tag empfehlen. Hören Sie auf Ihren eigenen Körper und verlassen Sie sich auf Ihr eigenes Gefühl. Auch der kinesiologische Test ist ratsam. Bei akuten Beschwerden werden 12 bis 20 Kapseln pro Tag empfohlen. Bei prämenstruellem Syndrom und bei Beschwerden in der Menopause nimmt man **Dong Quai** am besten sieben bis zehn Tage lang, gewöhnlich im letzten Drittel des Zyklus (nach dem Eisprung oder nach dem Zeitpunkt, zu dem er erfolgen sollte) und dies so lange, wie der Körper diese Hilfe braucht. (Zu den detaillierten Wirkungsweisen siehe oben „Einige Kräuter und ihre Eigenschaften".)

Knoblauch – und was die Wissenschaft dazu sagt

Wissenschaftler haben kürzlich folgende Aussagen über die pharmakologischen Wirkungsweisen von **Knoblauch** bestätigt[7]:

Knoblauch

- senkt im Blutserum cholesterinreiches Lipoprotein mit geringer Dichte im menschlichen Organismus,
- erhöht cholesterinreiches Lipoprotein mit hoher Dichte im menschlichen Organismus,
- wirkt der Bildung von Blutklümpchen und der Ansammlung von Blutplättchen entgegen,
- wandelt Arachidonsäure in Eikosanoide um und verhindert damit Entzündungen,
- wirkt der Entstehung und dem Wachstum von Krebszellen entgegen, indem es die Bildung von Nitrosaminen verhindert, den Stoffwechsel von mehrfach ungesättigten Karzinogenen abwandelt und auf Enzyme wirkt, die die Zellteilung kontrollieren,

Wirkt der Bildung von Blutklümpchen entgegen

7 Aus Herbal Healthline, Vol. 2, Nr. 2, S. 8, 1991. Herausgegeben von Dr. Michael A. Weiner, Ph. D.

- schützt die Leber vor Schäden durch synthetische Medikamente oder chemische Verunreinigungen,
- tötet Parasiten und Würmer im Darmbereich sowie gramnegative Bakterien,
- schützt vor den schädlichen Auswirkungen von radioaktiver Strahlung,
- bietet den Zellmembranen Schutz vor Oxydation.

Die Wissenschaftler berichten freilich nichts darüber, ob Knoblauch Vampire zu vertreiben vermag, so wie es ihm in der Literatur nachgesagt wird.

3 Vitamine und Mineralien für die Wechseljahre

Wir sollten die Natur eingehend studieren
und uns mehr nach ihr richten.
Sie hat nur wenige, einfache und höchst vernünftige Gesetze.
William Penn

Vitamine sind weder Drogen oder Medikamente, noch können sie als Pillen oder Zusatzstoffe eine vernünftige Ernährung ersetzen. Vitamine sind Bestandteile unserer Nahrung, die für unsere Gesundheit und unsere Entwicklung lebensnotwendig sind. In Nahrungsmitteln sind Vitamine im Vergleich zu Fetten, Proteinen und Kohlenhydraten nur in relativ geringfügigen Mengen enthalten. Ohne sie kann aber unser Körper nicht richtig funktionieren und wird empfänglich für alle möglichen geistigen und körperlichen Erkrankungen.

Vitamine sind Bestandteile unserer Nahrung, die lebensnotwendig sind

Ohne Vitamine ist das Leben nicht möglich; wir müssen uns diese Vitamine bis auf wenige Ausnahmen über die Ernährung oder über Zusatzstoffe holen, da der Körper sie nicht selbst produzieren kann.

Vitamine sind sozusagen der Treibstoff, den unser Körper braucht, um richtig zu arbeiten. Enzymatische Prozesse, die die gesamte Wirkungsweise unseres Organismus regulieren und im Gleichgewicht halten, funktionieren nicht ohne Vitamine und Mineralien. Schon ein Mangel an nur einem Vitamin kann die Präzision dieser Maschinerie beeinträchtigen.

Leider enthält heutzutage nicht einmal eine ausgewogene Ernährung alle nötigen Nährstoffe: Selbst sogenannte „frische“ Nahrungsmittel sind veredelt, chemisch behandelt und haltbar gemacht. Außerdem sollten wir bei unserem vornehmlich sitzenden Lebensstil eher kalorienarme Nahrung zu uns nehmen, die ihrerseits wiederum wenig Vitamine enthält.

Selbst diejenigen, denen es gelingt, die empfohlene tägliche Minimalmenge an Vitaminen zu sich zu nehmen, können sich deshalb nicht einer optimalen Ernährung sicher sein. So schreibt Senator William Proxmire, Wisconsin, in einer Ausgabe aus dem Jahre 1974 der Zeitschrift *Let's Live*: „Die empfohlenen Mindestmengen sind so extrem niedrig angesetzt, daß sie allenfalls ausreichen, gravierende Erkrankungen zu vermeiden. Man muß wohl leider davon ausgehen, daß die Festsetzung dieser Empfehlungen vom Interessenkonflikt und dem Profitstreben gewisser Bereiche der Nahrungsmittelindustrie bestimmt werden. Sie entsprechen so gut wie nie den Werten, die für eine optimale Ernährung und Gesundheit angemessen wären.“ Es ist also nicht verwunderlich, daß wir alle Vitamin- und Mineralzusätze brauchen können.

„Aber“, so werden Sie jetzt vielleicht sagen, „die meisten Nahrungsmittel, die ich esse, sind doch angereichert mit Vitaminen und Mineralien. So steht es auf der Packung“.

Angereichert ... Stellen Sie sich vor, ich nehme Ihnen 20000 DM ab und gebe Ihnen dann 3000 DM wieder. Würden Sie sich daraufhin „bereichert“ fühlen? Genau das passiert bei der sogenannten „Anreicherung“ unserer Nahrungsmittel. So werden zum Beispiel bei der chemischen Behandlung von Brot oder Getreidekörnern 22 natürlich enthaltene Nährstoffe entfernt oder zerstört, und anschließend werden etwa sechs wieder zugegeben. Oft treten diese den Nährwert erhöhenden Stoffe in einer Form auf, die der menschliche Körper nicht ohne weiteres resorbieren kann; dies ist zum Beispiel bei **Eisen** der Fall. Das synthetische **Vitamin D,** das der Milch zugefügt wird, entzieht dem Körper **Magnesium.** Magnesium zusammen mit Vitamin D und anderen Nährstoffen ist aber wesentlich für die optimale Verwertung von **Kalzium.** Sowohl Magnesium als auch Kalzium sind wichtig für Herz, Muskeln, Nerven, Knochen und Zähne. Auch Mineralien sind also unentbehrliche Nährstoffe für unseren Körper, die bei den enzymatischen Prozessen eine große Rolle spielen.

Bei der Behandlung von Brot werden 22 natürliche Nährstoffe entfernt und anschließend 6 wieder zugegeben

Während der Wechseljahre macht der Körper eine Wandlung durch, die vom Umfang und der Belastung her durchaus den Veränderungen während der Pubertät entspricht. Dementsprechend erhöht sich auch in dieser Zeit der Bedarf des Körpers an dem entsprechenden „Treibstoff" und seinen Zusätzen. Unabhängig von der Anerkennung durch die Allgemeinmedizin, wird heutzutage in der Forschung eine *Behandlung mit Vitamin- und Mineralienzusätzen während der Wechseljahre und danach in zunehmenden Maße empfohlen.* (Manchmal werden dabei sogenannte Megadosierungen verwendet – in Wirklichkeit handelt es sich aber wohl nur um ganz „normale" Mengen, wenn man bedenkt, wie extrem niedrig die empfohlenen Mindestmengen sind!) Außerdem gibt es die Erfahrungen aus erster Hand von unseren Leidensgenossinnen, die die Wechseljahre schon hinter sich haben. Hören wir auf sie und auf unser Inneres.

Behandlung mit Vitaminen während der Wechseljahre empfohlen

Arthritis/Gelenkprobleme

Zu Beginn oder während der Wechseljahre klagen fast 50 % aller Frauen über Gelenkprobleme. Oft können entsprechende Zusätze die arthritisähnlichen Symptome lindern.

▷ Ein Mangel an **Selen,** ein mineralisches Spurenelement und Antioxydans, ist schuld an der Entstehung von arthritischen Schmerzen und Schwellungen. Zusammen mit Selen werden andere Antioxydanzien eingenommen, vor allem **Vitamin C** und **E,** die die Verwertung von Selen erleichtern. Selen wird als mineralisches Spurenelement bezeichnet, weil unser Körper nur relativ geringe Mengen davon benötigt. Es wird gewöhnlich in einer Tagesration von 50 bis 200 Mikrogramm verwendet. (Ein Mikrogramm ist 1/1000 eines Milligramms oder ein Millionstel Gramm.)

Wirkt sowohl als Schmerzmittel als auch als Antidepressivum

▷ **DL-Phenylalanin (DLPA)** ist eine einzigartige Mischung aus einer synthetischen (D) und einer natürlichen (L) Form der Aminosäure Phenylalanin: Es wirkt sowohl als Schmerzmittel als auch als Antidepressivum. Man wird nicht davon abhängig, wie von vielen modernen Schmerzmitteln, es ist nicht toxisch, und es eignet sich hervorragend für chronische Schmerzzustände. Die Dosierung muß auch bei längerem Gebrauch nicht erhöht werden, weil der Körper nicht resistent darauf reagiert wie auf Morphine oder andere Medikamente, die zur chronischen Schmerztherapie eingesetzt werden. Es hilft vielen Patienten, wenn andere schmerzstillende Mittel versagen, und ist gleichzeitig anderen medizinischen Behandlungen nicht abträglich, da es die körpereigene Produktion von schmerzstillenden Hormonen anregt. Diese morphinähnlichen Hormone werden als **Endorphine** bezeichnet. Die Wirkung von DLPA zeigt sich gewöhnlich erst nach drei oder vier Tagen. Manchmal ist die Linderung auch unmittelbar spürbar. In anderen Fällen wieder dauert es bis zu drei Wochen, bevor eine Reaktion eintritt. Wenn nach drei Wochen noch keine Verbesserung eingetreten ist, sollte die Dosierung für weitere drei Wochen verdoppelt werden. Wenn auch dann keine Reaktion zu bemerken ist, setzen Sie das Mittel ab. Bei etwa 15 % der Patienten wirkt das Mittel grundsätzlich nicht. Zur Dosierung: Man beginnt gewöhnlich mit 750 mg, die etwa 15 Minuten vor jeder Mahlzeit eingenommen werden. Das Mittel sollte nicht zusammen mit Milch, anderen proteinhaltigen Getränken oder mit dem Essen eingenommen werden. Wenn eine Verbesserung eingetreten ist, kann die Dosierung reduziert werden, bis man schließlich die dem Körper angepaßte Mindestmenge herausfindet. Manche Patienten brauchen das Mittel nur alle paar Wochen einige Tage lang einzunehmen, um ständig schmerzfrei zu sein. Andere nehmen täglich ein bis zwei Kapseln. Sie müssen selbst die für Sie optimale Dosierung herausfinden.

Vorsicht: DLPA kann den Blutdruck erhöhen. Wenn Sie also schon hohen Blutdruck haben, beobachten Sie sich sorgfältig. Einige Patienten mit Bluthochdruck können DLPA durchaus vertragen, wenn sie es nach den Mahlzeiten einnehmen. Schwangere oder Patienten mit PKU (Phenylketonurie – eine Allergie auf Phenylalanin) sollten das Mittel nicht nehmen.

Vitamin C hemmt Entzündungen und produziert Kollagen

▷ Nehmen Sie 3000 bis 6000 mg **Vitamin C** über den Tag verteilt zu sich. Vitamin C hat viele nützliche Eigenschaften: Es hemmt Entzündungen, und es produziert Kollagen, das Material, das unseren Körper zusammenhält und als Polsterung zwischen einigen Gelenken und Wirbeln dient; außerdem wirkt Vitamin C unterstützend in Belastungssituationen – wenn Sie Schmerzen haben, sind Sie einem stärkeren Streß ausgesetzt, als normalerweise. Aspirin entzieht dem Körper übrigens Vitamin C. Vitamin C ist wasserlöslich und muß täglich neu verabreicht werden. Unser Körper kann es weder selbst produzieren, noch kann er es speichern. Es verbraucht sich bei den vielfältigen Funktionen, die es für den Körper erfüllt.

▷ Nehmen Sie dreimal täglich 100 mg eines **Vitamin-B-Komplexes**. Auch Vitamin B wird in Belastungssituationen aufgebraucht.

▷ Bis zu 2 mg **Vitamin B_{12}** täglich kann ebenfalls helfen. Vitamin B_{12} kann bei oraler Einnahme nur schlecht absorbiert werden, vor allem von älteren Menschen. Es wird gewöhnlich als Injektion gegeben. Heutzutage kann man es aber in den Reformhäusern schon in einer Form kaufen, die unter der Zunge eingenommen wird; es enthält in dieser Form Sorbit, einen natürlichen Süßstoff, und wird so vom Körper auch gut aufgenommen.

▷ **Niacin,** zusätzlich zu der im Vitamin-B-Komplex enthaltenen Menge, hilft ebenfalls bei arthritischen Beschwerden. Zu Beginn muß mit leichten Rötungen der Haut gerechnet werden. Nehmen Sie nicht zuviel davon. In größeren Mengen kann Niacin der Leber schaden.

▷ Empfehlenswert ist in jedem Fall eine gute **Multivitamin- oder Mineraltablette,** die Sie zusätzlich zu allem anderen noch nehmen können.

Zusatz vor allem bei rheumatoider Arthritis

▷ **Lebertran** vom Kabeljau (Vitamin A, Omega-3-Fettsäuren) eignet sich ebenfalls als Zusatz zu einer Arthritisbehandlung. Dieses Öl scheint vor allem bei rheumatoider Arthritis zu helfen. In der emulgierten, gewürzten und flüssigen Form schmeckt es auch gar nicht so schlecht. Nehmen Sie einen Teelöffel davon auf leeren Magen eine Stunde vor dem Frühstück, vor dem Mittagessen oder vor dem Zubettgehen. Setzen Sie diese Behandlung an zwei Tagen in der Woche aus.

▷ Auch Kapseln mit **Lachsöl** (Omega-3-Fettsäuren) helfen manchen Patienten mit rheumatoider Arthritis. Drei bis sechs Kapseln pro Tag dreimal täglich führen zu einer Besserung.

Depressionen, Nervosität, Reizbarkeit

▷ **Vitamin C** hilft auch in manchen Fällen von Depression, vor allem dann, wenn eines der Symptome ein trockener Mund ist. In jedem Fall hilft Vitamin C, mit Belastungen besser fertig zu werden, und es kräftigt das Immunsystem.

▷ **DLPA (DL-Phenylalanin),** eine Aminosäure, ist ein sicheres und wirksames Antidepressivum. Auch L-Phenylalanin hilft. Zu Einzelheiten lesen Sie bitte im Abschnitt „Arthritis“ weiter oben nach.

▷ Eine andere Aminosäure, **Tyrosin,** ist ebenfalls ein Antidepressivum. Auch **Tryptophan** ist zu empfehlen, es ist allerdings nicht leicht zu bekommen. (Näheres zu Tryptophan im Abschnitt „Schlaflosigkeit“ weiter unten.)

▷ Eine großzügige tägliche Versorgung des Körpers mit einem **Vitamin-B-Komplex** beugt Depressionen vor oder lindert sie. **Vitamin B_6** ist in diesem Zusammenhang besonders wichtig, da es dem Gehirn hilft, Tryptophan in Serotonin umzuwandeln (siehe Abschnitt „Empfängnis“). Auch ein Mangel an **Vitamin B_1** kann zu Depressionen führen. Zucker und Alkohol entziehen dem Körper diese Vitamine. Sollten Sie dem einen oder anderen dieser Laster regelmäßig – oder sogar exzessiv – zusprechen, versuchen Sie es einmal mit einem Vitamin-B-Komplex. Es wird Ihnen gut tun. Übrigens ist es nicht sinnvoll, große Mengen von nur einem oder zwei B-Vitaminen über einen längeren Zeitraum hinweg zu nehmen. Sie sollten das gesamte Komplexmittel auf einmal einnehmen. Bei Depressionen empfiehlt sich eine Dosierung von 100 mg Vitamin-B-Komplex dreimal täglich. B-Vitamine sind wasserlöslich und nicht toxisch.

Zucker und Alkohol entziehen dem Körper Vitamine

▷ **Vitamin B_5 (Pantothensäure)** und **B_{12}** helfen Ihnen, mit Streßfolgen fertig zu werden, und stärken die Energiereserven. Nehmen Sie diese Vitamine immer zusammen mit dem B-Komplex. Zur besseren Absorption empfiehlt sich die sublinguale Darreichungsform.

▷ Die „Pille“ kann Depressionen verursachen, ebenso wie Betablocker, synthetisches Östrogen, Medikamente für hohen Blutdruck und Arthritis und vieles andere mehr. Wenn

Sie Medikamente einnehmen müssen, fragen Sie Ihren Arzt oder Apotheker nach möglichen Nebenwirkungen. Es gibt auch eine Reihe interessanter Bücher zu diesem Problem; erkundigen Sie sich doch einmal in Ihrer örtlichen Bibliothek.

▷ 400 bis 500 mg **Magnesium** täglich, zusammen mit der doppelten Menge **Kalzium** können Depressionen abbauen, vor allem, wenn Sie einen Mangel an diesen Mineralien haben. Sowohl Kalzium als auch Magnesium wirken auf natürliche Weise beruhigend und schmerzstillend. Magnesium stärkt auch Ihre Nerven. Wenn Sie Östrogen oder die Pille nehmen, brauchen Sie mehr als die durchschnittliche Dosis an Magnesium.

Kalzium und Magnesium wirken auf natürliche Weise beruhigend

▷ **Lecithingranulat** unterstützt die Arbeit des Gehirns und der Nerven. Auch bei einigen Fällen von Depression helfen ein bis zwei Teelöffel voll ein- oder zweimal täglich. *Vorsicht:* Lecithin sollte nicht im Stadium manischer Depression eingenommen werden, da es in diesem Fall die Depression noch verstärken könnte

Empfängnis und Empfängnisverhütung

Wenn Sie ihrem Körper alle Nährstoffe zuführen, die er braucht, tun Sie nicht nur etwas für Ihre Gesundheit, sondern auch für Ihr Sexualleben und damit für Ihre Empfängnisbereitschaft. Wenn Sie eine Empfängnis vermeiden wollen, dann ist die Menopause auf keinen Fall eine Entschuldigung für weniger Wachsamkeit. Ein Eisprung kann auch nach monatelangem Stillstand plötzlich und ohne Vorwarnung erfolgen. Wie schon im ersten Kapitel erwähnt, ist vor allem für Frauen über 52 eine Schwangerschaft selbst nach einem ganzen Jahr ohne

Menstruation zwar unwahrscheinlich, aber keineswegs unmöglich. Die herkömmlichen oralen Verhütungsmittel sind aber aus gesundheitlichen Gründen nicht zu empfehlen.

Die Pille entzieht Ihrem Körper Vitamin B_6, B_{12}, Folsäure und Vitamin C

Die Pille entzieht Ihrem Körper **Vitamin B_6, B_{12}, Folsäure** und **Vitamin C:** Depressionen sind nur eine der allgemein üblichen Nebenwirkungen der Pille. Und das ist leicht zu erklären: Vitamin B_6 wird für den **Tryptophanstoffwechsel** benötigt; wenn Sie die Pille nehmen, brauchen Sie 50- bis 100mal mehr Vitamin B_6 als Frauen, die keine oralen Verhütungsmittel nehmen. Eine so hohe Menge an Vitamin B_6 wird man dem Körper nur über starke Zusatzpräparate zuführen können. Und was bewirkt Tryptophan? Es ist eine Aminosäure, die das Gehirn benötigt, um den Neurotransmitter Serotonin herzustellen. Serotonin hat beruhigende Wirkung; ein Mangel an dieser Substanz kann zu Schlafstörungen, Depressionen und Reizbarkeit führen. Vitamin B_6 ist auch wichtig für die Synthese von DNS und RNS, Nukleinsäuren, die uns jugendlich, unternehmungslustig und attraktiv erhalten.

Endometriose

Meist behebt sich dieses Problem während der Wechseljahre von selbst, aber da die Menopause sich über einen Zeitraum von einigen Jahren erstreckt, kann Ihnen vielleicht das eine oder andere der vorgeschlagenen Mittel helfen, die Zeit zu überbrücken.

- ▷ **Nachtkerzenöl, Borretschöl, Johannisbeeröl, Lachsöl** oder andere Quellen von Omega-3- und/oder Omega-6-Fettsäuren, die Entzündungen reduzieren, können für dieses Krankheitsbild hilfreich sein.

- ▷ Auch **Vitamin E, Betakarotin** und **Vitamin C** sowie **Zink** wirken entzündungshemmend und heilend.

Energie

▷ **RNS-** und **DNS-Zusätze** wirken verjüngend und geben Kraft und Energie, wenn sie ein paar Monate lang nach folgendem Schema eingenommen werden: Man nimmt einmal täglich einen Monat lang eine 100-mg-Tablette ein, dann zwei Tabletten täglich einen weiteren Monat lang, dann drei Tabletten täglich an sechs aufeinanderfolgenden Tagen. Diese Nukleinsäuren sind auch enthalten in Weizenkeimen, Kleie, Spinat, Spargel, Pilzen, Fisch, Hafergrütze, Bierhefe, Hühnerleber und Zwiebeln.

▷ Der **Vitamin-B-Komplex** ist unentbehrlich für die Bereitstellung von Energie.

▷ **Kalium-Magnesium-Aspartat** erhöht Energie und Ausdauer. Es fördert auch die Verbrennung von Fetten.

▷ **Vitamin B_5 (Panthotensäure)** und **Vitamin B_{12}** helfen, Müdigkeit zu überwinden. Nehmen Sie aber unbedingt den gesamten Vitamin-B-Komplex. Vitamin B_{12} wird am besten in der sublingualen Darreichungsform absorbiert; die übliche Dosierung ist 1 bis 2 mg.

Gedächtnis

▷ **L-Phenylalanin,** eine essentielle Aminosäure, kann sowohl das Gedächtnis als auch die geistige Beweglichkeit verbessern. Nehmen Sie es zwischen den Mahlzeiten mit Wasser oder Saft ein. Proteinhaltige Nahrungsmittel, wie Milch oder ein Getränk auf Sojabasis, beeinträchtigen seine Wirksamkeit. Es kann unter Umständen den Blutdruck erhöhen und Patienten mit PKU sollten es nicht nehmen. Lesen Sie bitte bei DLPA im Abschnitt „Arthritis“ über Nebenwirkungen und Risiken nach.

Proteinhaltige Nahrungsmittel, wie Milch, beeinträchtigen die Wirksamkeit

▷ Auch **Lecithin** verbessert Gedächtnis und Geistesgegenwart. Untersuchungen mit Universitätsstudenten haben ergeben, daß diejenigen, die während der Vorbereitung und kurz vor einer Prüfung Lecithin genommen hatten, bessere Resultate erzielten als die anderen. Als Dosierung empfiehlt sich ein Teelöffel des Granulats täglich. Lecithin wirkt sich außerdem positiv auf den Cholesterinspiegel, auf Herz und Kreislauf aus.

▷ **Cholin,** ein Bestandteil des Vitamin-B-Komplexes, kommt in kleinen Mengen auch in Lecithin vor. Es fördert ebenso die Gedächtnisleistung und unterstützt die Nervenimpulse. Phosphatidylcholin ist die Form, die vom Körper am besten vertragen wird.

▷ **Tyrosin,** eine Aminosäure, ist in Molkereiprodukten, Eidotter und Tierfleisch enthalten. Wenn Sie in letzter Zeit wenig von diesen Nahrungsmitteln gegessen haben und gleichzeitig besonders vergeßlich oder zerstreut waren, dann brauchen Sie vielleicht genau diese Substanz. Nehmen Sie 500 mg am Morgen und Sie werden den ganzen Tag über konzentriert und geistig agil sein.

Geschlechtsverkehr

Ein richtig ernährter Körper ist das beste Aphrodisiakum

Ein richtig ernährter Körper ist das beste Aphrodisiakum, das es gibt. Während der Menopause nimmt bei etwa 20 % der Frauen das Verlangen nach Geschlechtsverkehr ab: Vielleicht könnte ihnen eine bessere und ausgewogenere Ernährung helfen! Versuchen Sie die folgenden Substanzen und finden Sie selbst heraus, was Ihnen gut tut.

▷ **L-Phenylalanin** verstärkt das sexuelle Verlangen. Nehmen Sie es zwischen den Mahlzeiten mit Wasser oder Saft. Lesen

Sie bitte bei DLPA im Abschnitt „Arthritis“ über Nebenwirkungen und Einzelheiten nach.

- **Vitamin E,** 400 I.E., ein- bis dreimal täglich. Lesen Sie dazu bitte die Hinweise im Abschnitt „Herzklopfen“ weiter unten.

- **Zink,** 30 bis 50 mg, ein- bis dreimal täglich.

- Ein- bis zweimal täglich ein gutes **Multivitamin- und -mineralpräparat**.

- Ein- bis zweimal täglich 50 bis 100 mg **Vitamin-B-Komplex**.

- Drei- oder viermal täglich 1000 mg **Vitamin C** mit **Bioflavonoiden**.

Gewichtskontrolle

Hauptursache für Übergewicht ist eine falsche Ernährung

Schlanke Frauen haben interessanterweise häufiger Schwierigkeiten mit den Wechseljahren als korpulente Frauen. Wie immer richtet das die Natur so ein Fettzellen produzieren Östrogen. Also entspannen Sie sich und bleiben Sie, wie Sie sind. Wenn Sie sich richtig ernähren, wird Ihr Körper sein Idealgewicht finden, unabhängig von den gerade herrschenden Schönheitsidealen. Wenn Sie aber Ihr Gewicht als Problem empfinden, dann lesen Sie hier weiter.

Für Übergewicht und ebenso für Untergewicht gibt es genau so viele verschiedene Gründe, wie es unterschiedliche Menschen gibt. Eine der Hauptursachen für Übergewicht ist aber erstaunlicherweise eine falsche Ernährung. Diese Ernährungsfehler können sowohl durch nicht ausreichende Nahrung und fehlende Zusatzstoffe, durch schlechte Nahrungsverwertung auftreten, als auch durch Funktionsstörungen der Leber und ähnliches. Ihr Körper verlangt dringend nach den Nährstoffen, die er braucht, um richtig funktionieren zu können.

Ohne die richtigen Nährstoffe kann zum Beispiel Fett nicht umgewandelt oder sinnvoll verwertet werden. Anders ausgedrückt: Das Fett kann nicht verbrannt werden, wenn der Ofen (der Körper) nicht mit dem richtigen Brennstoff beheizt wird. Zur Verbrennung von Fett braucht der Körper Energie, und die zur Verfügung stehende Energie hängt wiederum davon ab, was wir an Nährstoffen zu uns nehmen. Sobald Sie einige wichtige Nährstoffe gar nicht oder nur sehr sparsam verwenden, stimmt die gesamte Mischung nicht mehr richtig. Es ist wie mit einem Kuchen, den Sie ganz ohne Mehl oder nur mit der Hälfte der benötigten Menge backen wollen – der Kuchen wird Ihnen nicht gelingen.

Damit der menschliche Organismus also so funktioniert, wie wir uns das vorstellen, benötigt er alle Zutaten in der richtigen Menge und Zusammensetzung. Wußten Sie zum Beispiel, daß eine unzureichende Versorgung mit **Vitamin E** den Fettstoffwechsel um die Hälfte reduziert? Wußten Sie, daß **Lecithin** nur dann dazu beiträgt, Fett zu verbrennen, wenn auch genügend **Cholin** und **Inositol** (zwei B-Vitamine) vorhanden sind? Wußten Sie, daß Fett nicht richtig verwertet wird, wenn der Körper über zu wenig **Pantothensäure** (ein weiteres B-Vitamin) verfügt? Diese Liste läßt sich beliebig fortsetzen.

Eine unzureichende Versorgung mit Vitamin E reduziert den Fettstoffwechsel um die Hälfte

Wie haben unsere Mütter immer gesagt: „Iß Dein Gemüse, nimm Deine Vitamine!“

▷ Sie brauchen unbedingt ein gutes **Multivitamin-/Mineralpräparat**. Es ist in flüssiger oder pulverisierter Form, als Tablette oder Kapsel erhältlich. Sollten Sie mit einer Darreichungsform Probleme haben, probieren Sie eine andere aus. Versichern Sie sich, daß sie ein qualitativ hochwertiges Produkt aus dem Reformhaus kaufen und daß das Mittel auch wirklich die Zusätze enthält, die auf dem Etikett aufgeführt sind.

▷ Nehmen Sie zusätzlich zweimal täglich 50 bis 100 mg eines **B-Komplex-Vitamins**.

▷ 500 mg **Vitamin B_5 (Pantothensäure)** pro Mahlzeit tun den Nebennieren gut und fördern den Fettstoffwechsel.

▷ **Lecithingranulat** hilft Ihnen, Fett abzubauen. Nehmen Sie ein bis zwei Teelöffel täglich, eventuell auch zusammen mit jeder Mahlzeit.

▷ **L-Phenylalanin,** eine der essentiellen Aminosäuren, wirkt appetitzügelnd. Nehmen Sie ein bis zwei Tabletten mit Saft oder Wasser eine Stunde vor jedem Essen. Ein proteinhaltiges Getränk wie etwa Milch beeinträchtigt die Wirkungsweise der Säure. Lesen Sie bitte über DLPA im Abschnitt „Arthritis" nach.

Wenn Sie viele Kohlenhydrate essen, brauchen Sie vermehrt ungesättigte Fettsäuren

▷ **Vitamin F** (ungesättigte Fettsäuren, d.h. Linol-, Linolen- und Arachidonsäure) hilft bei der Verbrennung von gesättigten Fetten. Sie müssen allerdings darauf achten, daß Sie zweimal soviel ungesättigte wie gesättigte Fettsäuren zu sich nehmen; nur dann werden die gesättigten Fette verbrannt. Wenn Sie viele Kohlenhydrate essen, brauchen Sie vermehrt essentielle ungesättigte Fettsäuren. Das Verhältnis eins zu zwei sollte jedoch beibehalten werden. Wenn Sie genügend Linolsäure zu sich nehmen, kann der Körper Linolen- und Arachidonsäure aufbauen: **Vitamin E,** das in jeder beliebigen Form zusammen mit Vitamin F eingenommen werden kann, fördert die Verwertung. Vitamin F ist reichlich enthalten in **Samen** und **Nüssen**: 18 Pekannußhälften oder vier Eßlöffel Sonnenblumenkerne decken den Tagesbedarf.

▷ Auch in **Nachtkerzenöl, Johannisbeeröl, Leinsamenöl** und anderen Ölen ist Vitamin F enthalten. Das Öl wird in Kapselform angeboten. Nachtkerzenöl und Johannisbeeröl sind im Vergleich zu Vitamin C relativ teuer. Sollten Sie also einmal ein besonders günstiges Angebot finden, erkundigen Sie sich unbedingt bei der Herstellerfirma nach den genauen Bestandteilen. Auf dem Etikett mag zwar stehen „100 % Nachtkerzenöl", und das mag sogar stimmen. Bei einer genauen Analyse des Gehalts stellt sich aber dann heraus, daß das Produkt nur einen kleinen Anteil von 100 % Nachtkerzenöl enthält; die übrigen Anteile setzen sich aus Färberdistelöl oder Sojaöl zusammen. (Das Gleiche gilt übrigens auch für Knoblauchölkapseln.)

▷ **Cholin** fördert den Fettstoffwechsel. Sechs Lecithinkapseln enthalten etwa 244 mg Cholin. Oft wird sogar die zwei- bis dreifache Menge Cholin als Tagesration empfohlen.

▷ **DNS-RNS-Tabletten,** dreimal täglich 100 mg.

▷ **Vitamin E,** 400 I.E., zweimal täglich. Wie schon erwähnt, sollten Sie mit einer kleinen Dosis beginnen, wenn Sie hohen Blutdruck haben, und nur langsam bis auf die benötigte Menge erhöhen. Vitamin E beschleunigt den Fettstoffwechsel.

Normalisiert den Blutzucker – verringert die Lust auf Süßigkeiten

▷ Täglich 0,2 mg **Chrom,** ein Spurenelement. Es normalisiert den Blutzucker, verringert die Lust auf Süßigkeiten, verbrennt bei mäßiger körperlicher Betätigung Fett und tut der Schilddrüse gut.

▷ Dreimal täglich 1000 mg **Vitamin C** mit **Bioflavonoiden** oder, noch besser; sechsmal täglich 500 mg.

▷ Zweimal täglich ein **Multimineralpräparat** in Chelatform. Der tägliche Bedarf an Kalzium liegt bei 1000 mg, der an Magnesium bei 500 mg.

▷ **Kalium-Magnesium-Aspartat** verbessert die Fähigkeit des Körpers, Fett zu verbrennen.

Haare

Graue Haare

Ein Bestandteil des Vitamin-B-Komplexes gibt grauem Haar seine natürliche Farbe zurück

▷ **PABA (Para-Aminobenzoesäure)**, ein Bestandteil des Vitamin-B-Komplexes, das auch als Sonnenschutz bekannt ist, gibt grauem Haar seine natürliche Farbe zurück. Dies wird unter anderem von der bekannten Ernährungsspezialistin Adelle Davis bestätigt. Sie empfiehlt, neben einer ausgewogenen Ernährung und den anderen B Vitaminen; 300 bis 500 mg **Pantothensäure,** 5 mg **Folsäure,** etwas **Inositol** und 300 mg PABA pro Tag einzunehmen. Alternativ dazu können Sie auch einfach 1000 mg PABA täglich sechs Tage lang einnehmen. Der Nachteil dieses Mittels liegt auf der Hand: sobald Sie mit der Behandlung aufhören, kommen die grauen Haare zurück. Außerdem können hohe Mengen von PABA zu Übelkeit und Brechreiz führen. *Vorsicht:* Nehmen Sie PABA auf keinen Fall, wenn Sie gleichzeitig Methotrexat, ein Medikament gegen Krebs einnehmen müssen. PABA und Folsäure können die Wirksamkeit von Sulfonamiden einschränken.

▷ Auch **Biotin,** es gehört zum Vitamin-B-Komplex, verhindert das Ergrauen.

▷ Bei Tierversuchen hat man herausgefunden, daß graues Haar durch einen Mangel an **Kupfer,** sowie durch einen Mangel an den oben genannten Vitaminen hervorgerufen wird. *Vorsicht:* Es ist nicht empfehlenswert, dem Körper zusätzlich Kupfer zuzuführen, da dadurch dem Organismus **Zink** entzogen wird und andere Gesundheitsprobleme auftreten können. Essen Sie lieber reichlich Vollkornprodukte, Blattgemüse und Leber.

Haarausfall

▷ Zweimal täglich **Vitamin-B-Komplex**.

▷ Einmal täglich einen **Multimineralkomplex** in Chelatform. Sie sollten insgesamt mindestens 1000 mg Kalzium und 500 mg Magnesium täglich zu sich nehmen, die entweder in dem Mineralkomplex enthalten sind oder zusätzlich genommen werden, um diese Menge zu erreichen.

▷ **Vitamin C,** 500 mg sechsmal täglich oder 1000 mg dreimal täglich.

▷ **Cholin** und **Inositol,** je 1000 mg täglich.

▷ Ohne ausreichende Versorgung mit **Vitamin A** kann Ihr Haar stumpf und leblos werden und schließlich sogar ausfallen. Ein Teelöffel voll emulgiertem, gewürztem Kabeljau-Lebertran tut der Haut, den Haaren und dem Organismus insgesamt gut. Nehmen Sie das Öl auf leeren Magen abends oder nüchtern morgens. Emulgiert und gewürzt schmeckt es wirklich nicht schlecht. Sie müssen sich allerdings etwa sechs Wochen gedulden, bis sich die ersten Glanzlichter in Ihrem Haar zeigen.

Doppelt soviel ungesättigte Fettsäuren wie gesättigte

Gesundes Haar

▷ **Vitamin F** oder ungesättigte Fettsäuren bewirken glänzendes, gesundes Haar. Der Anteil an ungesättigten Fettsäuren in Ihrer Ernährung sollte doppelt so hoch sein wie der an gesättigten Fettsäuren. Fette und Öle sollten nie völlig in Ihrem Ernährungsplan fehlen.

▷ Die Empfehlungen unter „Haarausfall" gelten im allgemeinen auch für gesundes Haar. Wenn Sie schönes Haar haben und sich dieses erhalten wollen, dann können Sie die Dosierung für den **Vitamin-B-Komplex** um die Hälfte reduzieren.

▷ Ihr Vitaminpräparat sollte auch **Zystein,** eine Aminosäure, enthalten. Nehmen Sie etwa 1000 mg (1 g) täglich zwischen den Mahlzeiten mit Wasser oder Fruchtsäften und Ihrer Vitamin-C-Ration.

▷ Nehmen Sie täglich ein **Multivitaminpräparat**.

Haut

Die Haut braucht eine gesunde Ernährung

Sie kennen sicher den Spruch „Nur Gutes bringt Gutes", den man auf alle möglichen Situationen anwenden kann. Auch für Ihre Haut trifft er zu. Viel wichtiger als das, was Sie oberflächlich auf Ihre Haut aufbringen, ist allerdings das, was Sie Ihrem Magen zuführen. Die Haut ist eines der größten Körperorgane und braucht wie der ganze übrige Körper eine gesunde Ernährung. Das beste, was Sie für Ihre Haut tun können, ist täglich sechs bis acht Gläser Wasser zu trinken.

Trockene Haut

▷ Ein Mangel an **Vitamin C** kann zu verschiedenen Problemen einschließlich trockener Haut führen.

▷ **Vitamin-E-Öl** ist eine große Hilfe. Nehmen Sie es innerlich und tragen Sie es auf die Haut auf. Sie können Vitamin-E-Öl in Flaschen kaufen, oder Sie können eine Kapsel mit einer Nadel anstechen und das Öl herausdrücken. Für größere Flächen ist dies zweifellos etwas mühsam. Vitamin-

E-Öl wirkt sehr beruhigend und heilend auf Verbrennungen; wenn Sie eine Wunde oder eine Schnittverletzung eine Zeitlang beständig damit behandeln, werden keine Narben entstehen oder alte Vernarbungen sogar verschwinden.

▷ Auch **Vitamin A** und **Vitamin D,** sowohl bei äußerer wie auch innerer Anwendung, helfen bei trockener Haut. Kabeljau-Lebertran werden Sie sicher nicht äußerlich anwenden wollen; ein Eßlöffel des emulgierten und schmackhaft gemachten Öls einmal täglich wird jedoch trockener Haut und trockenem Haar gut tun. Das Öl der Kabeljau-Leber enthält viel Vitamin A. Nehmen Sie es auf nüchternen Magen eine Stunde vor dem Frühstück oder kurz vor dem Zubettgehen. Es dauert etwa sechs bis acht Wochen, bis eine Verbesserung spürbar wird. Wenn Sie Vitamin-A-Kapseln einnehmen, versuchen Sie zunächst einige Wochen lang 25000 I.E. täglich und reduzieren Sie dann auf 10000 I.E. täglich. Hören Sie auf Ihre innere Stimme, sie sagt Ihnen am zuverlässigsten, welche Mengen Sie brauchen.

▷ Achten Sie darauf, daß Sie Ihren Körper mit ausreichend **Vitamin F,** den ungesättigten Fettsäuren, versorgen. Nehmen Sie entweder entsprechende Zusätze ein **(Nachtkerzenöl, Johannisbeeröl, Leinsamenöl)** oder stellen Sie sicher, daß Ihre Ernährung doppelt so viel ungesättigte wie gesättigte Fettsäuren enthält. Ungesättigte Fettsäuren sind in pflanzlichen Substanzen, in Nüssen und Samen enthalten. (Kokosnuß- und Palmenöl sind allerdings gesättigte Fettsäuren.) Sie sollten nie alle Fette und Öle aus Ihrer Ernährung ausschließen, weil Sie sonst vertrocknen wie eine alte Pflaume. Auch viele Körperfunktionen arbeiten dann nicht mehr richtig. **Vitamin E,** das zusammen mit Vitamin F eingenommen wird, trägt zu dessen besserer Verwertung bei.

Ungesättigte Fettsäuren sind in pflanzlichen Substanzen enthalten

Gesunde Haut – Strahlendes Aussehen

▷ Eine Tablette eines **Vitamin-B-Komplexes** einmal täglich nach dem Essen: 100 mg in Retardform.

▷ Mindestens 3000 mg **Vitamin C** täglich. Sie können entweder nach jeder Mahlzeit eine 1000-mg-Tablette einnehmen oder sechs 500-mg-Tabletten über den Tag verteilen. Es gibt kaubare Vitamin-C-Tabletten, die Sie in Ihrer Handtasche überall dabeihaben können. Viele Ernährungswissenschaftler gehen davon aus, daß Vitamin C besser wirkt, wenn es in vielen kleinen Dosierungen eingenommen wird. Ich betrachte 500 mg Vitamin C als kleine Dosis für einen Erwachsenen. Wenn Sie der saure Geschmack stört, besorgen Sie sich eine verarbeitete Form als Kapsel oder nehmen Sie Vitamin C zusammen mit etwas Kalzium.

Vitamin C wirkt besser, wenn es in kleinen Dosierungen eingenommen wird

▷ **Vitamin A,** 25000 I.E., oder **Betakarotin.** Betakarotin können Sie täglich nehmen, bei Vitamin A sollten Sie zwei Tage in der Woche aussetzen. Betakarotin ist eine Vorstufe zu Vitamin A; es wird im Körper zu Vitamin A umgewandelt und zwar nur bis zu der Menge, die der Körper tatsächlich braucht.

▷ **Vitamin E,** eine bis drei Tabletten von 400 I.E. täglich. Nehmen Sie es einfach nach jeder Mahlzeit, vorausgesetzt, Sie lassen keine aus!

▷ 1000 mg **Cholin** und **Inositol** täglich oder zwei Eßlöffel voll **Lecithingranulat.**

▷ **Biotin,** eines der B-Vitamine, hält die Haut gesund und hat sich auch bei der Behandlung von Hautproblemen einschließlich Ekzemen bewährt.

▷ **Chlorophyll** ist ein hervorragendes Antibiotikum und Reinigungsmittel für den Organismus. Es ist in flüssiger und in Tablettenform erhältlich. Als Dosierung empfiehlt es sich, zwei bis drei Teelöffel voll in Wasser (nehmen Sie dabei auch gleich Ihre anderen Zusätze) oder drei Tabletten nach jeder Mahlzeit einzunehmen.

▷ 1000 mg **Zystein** täglich, zwischen den Mahlzeiten mit Wasser oder Saft eingenommen.

▷ Eine oder zwei **Multimineraltabletten** in Chelatform zu jeder Mahlzeit.

▷ Heutzutage ist jedes Fleisch mit Antibiotika versetzt und jedes Wasser gechlort. Deshalb sollten Sie bei oder nach jeder Mahlzeit **Acidophilus-Kapseln** einnehmen. Acidophilus-Bakterien erhalten die nützliche bakterielle Flora im Darm. Dadurch wird die Verdauung verbessert, was wiederum dem gesamten Organismus und auch der Haut dient.

Acidophilus-Bakterien erhalten die nützliche Flora im Darm

Altersflecken

▷ **Folsäure,** ein B-Vitamin, in Dosierungen von 1 bis 5 mg, läßt Hautverfärbungen kurzzeitig verschwinden. Wenn Sie gewöhnlich große Mengen an Vitamin C, Östrogen oder Aspirin einnehmen oder wenn Sie viel Alkohol trinken, brauchen Sie vermehrt Folsäure. Eine ausreichende Versorgung des Körpers mit Folsäure stärkt auch das Immunsystem.

Falten

▷ Zusätze mit **RNS** und **DNS,** sogenannte Nukleinsäuren, wirken nach einigen Monaten glättend und straffend auf faltige und schlaffe Haut. DNS- und RNS-Zusätze sind in

Reformhäusern erhältlich. Die empfohlene Dosierung beträgt einen Monat lang täglich eine 100-mg-Tablette, dann einen Monat lang täglich zwei und dann täglich drei Tabletten. Einen Tag in der Woche sollte man aussetzen. Diese Nukleinsäuren sind auch enthalten in Weizenkeimen, Kleie, Spinat, Spargel, Pilzen, Bierhefe, Fisch, Hafermehl, Hühnchenleber und in Zwiebeln.

▷ **Vitamin A, C, D, E, Selen** und **Germanium,** sogenannte Antioxydanzien, tragen zur Vermeidung von Faltenbildung bei, weil sie freie Radikale eliminieren. Aus dem gleichen Grund wirken sie auch ganz allgemein dem Alterungsprozeß entgegen. Außerdem schützen sie den Körper vor Umweltgiften und schädlichen Strahlen.

▷ **PABA,** 30 bis 100 mg dreimal täglich, beugt der Faltenbildung vor.

Herzklopfen

Eine gesunde und ausgewogene Ernährung für unseren wichtigsten Muskel

Es kann sehr beängstigend sein, wenn man sein Herz schnell klopfen fühlt. Viele Frauen machen diese Erfahrung irgendwann in den Wechseljahren. Glücklicherweise gibt es einige natürliche Hilfsmittel; eine gesunde und ausgewogene Ernährung ist für diesen unseren wichtigsten Muskel genauso wichtig wie für den gesamten Körper. „Ausgewogene Ernährung", das bedeutet heutzutage bei den hohen Belastungen des Alltagslebens und insbesondere bei den zusätzlichen Belastungen durch die Wechseljahre, daß die empfohlenen Mindestmengen an Vitaminen und Mineralien nicht ausreichen. Die folgenden Angaben können Ihnen vielleicht helfen.

▷ Nehmen Sie ein gutes und starkes Multivitamin- und Mineralpräparat, das Sie mit mindestens 1000 mg **Kalzium** und

400 bis 500 mg **Magnesium** versorgt. Wenn Sie in einer Gegend mit hoher Wasserhärte wohnen, brauchen Sie eventuell nicht diese hohe Dosierung. Untersuchungen belegen, daß Menschen, die hartes Wasser trinken, gesündere Herzen haben, als solche, die weiches Wasser zu sich nehmen. Ein Mangel an Magnesium wird auch für Herzrhythmusstörungen verantwortlich gemacht. Beide Minerale sind notwendig für die Arbeit der Muskeln.

Mangel an Magnesium wird für Herzrhythmusstörungen verantwortlich gemacht

▷ 100 mg **Vitamin-B-Komplex** in Retardform zweimal täglich.

▷ 9 bis 19 **Lecithinkapseln** täglich, auf mehrere Einnahmen verteilt, oder ein bis drei Teelöffel des Granulats.

▷ Mindestens 3000 mg **Vitamin C** auf mehrere Male im Laufe eines Tages verteilt.

▷ **Vitamin E,** etwa 400 I.E. pro Tag, wirkt wohltuend auf Herz und Kreislauf. Eine Untersuchung an der Harvard Universität belegt ein geringeres Risiko an Herzanfällen, wenn regelmäßig Vitamin E genommen wird: 87245 Krankenschwestern hatten mehr als zwei Jahre lang täglich mehr als 100 I.E. Vitamin E zu sich genommen; das Infarktrisiko lag um 46 % niedriger.

▷ Auch unzureichende Versorgung mit **Selen** erhöht das Risiko von Herzproblemen. Selen ist ein wichtiges Antioxydans, das die Bildung der schädlichen Freien Radikalen verhindert. 100 bis 200 Mikrogramm sind als Dosierung zu empfehlen.

Hitzewallungen und Nachtschweiß

Auch wenn es für Sie nur ein schwacher Trost sein mag: Diese Symptome verschwinden nach ein paar Jahren wieder. In der

Zwischenzeit können Sie aber durchaus etwas tun, um diese unangenehmen Begleiterscheinungen zu unterbinden oder zumindest zu lindern. Die folgenden Vorschläge sind vielleicht von Nutzen.

▷ Vielen Frauen hilft **Vitamin E** in einer Dosierung von etwa 400 I.E., ein- bis viermal täglich. *Vorsicht:* Wenn Sie hohen Blutdruck haben, sollten Sie langsam beginnen und die ersten Tage nur eine kleinere Menge nehmen. Erhöhen Sie ganz allmählich die Dosierung, bis die Hitzewallungen verschwinden. Vitamin E kann zu Beginn der Behandlung den Blutdruck erhöhen. Eine meiner Bekannten – sie hatte allerdings keine Probleme mit erhöhtem Blutdruck – nahm einige Tage lang je eine Vitamin-E-Kapsel mit 1000 mg. Ihre Hitzewallungen, die sie bis zu diesem Zeitpunkt alle 15 Minuten erlebt hatte und die sie, wie sie sagte, ganz verrückt machten, waren mit einem Mal verschwunden. Sie nahm daraufhin nur noch jeden zweiten Tag eine Kapsel und hatte keine Beschwerden mehr. *Dieses Vorgehen ist nicht zur Nachahmung empfohlen!* Man sollte lieber langsam beginnen und die Dosierung allmählich erhöhen. Lesen Sie bitte auch die Information zu den Risiken im Abschnitt „Myome" weiter unten.

Vitamine E kann zu Beginn der Behandlung den Blutdruck erhöhen

▷ Viele Symptome der Wechseljahre, einschließlich Hitzewallungen, werden durch folgende Kombination gemindert oder beseitigt: 100 mg oder mehr **Vitamin-B-Komplex** zweimal täglich, zusammen mit dreimal täglich 1000 mg **Vitamin C** mit 500 mg **Bioflavonoiden** (einschließlich 50 mg **Rutin** und **Hesperidin**). Außerdem ein starkes **Multivitamin-** und **Multimineralpräparat**. Die Minerale sollten als Chelatkomplex vorliegen, um eine bessere Absorption zu gewährleisten.

▷ **Hesperidin** in einer Menge von 1000 mg pro Tag lindert Hitzewallungen.

Inkontinenz und Brennen beim Wasserlassen

Das Absinken des Östrogenspiegels im Körper kann dazu führen, daß die Harnröhre dünner wird; damit nimmt auch der Druck ab, den diese Röhre ausübt, um den Harn zurückzuhalten. Auch die Wände der Vagina werden dünner und können somit die Harnröhre nicht mehr wie bisher stützen. Deshalb eignen sich für diese Problematik alle Empfehlungen, die eine Erhöhung des Östrogengehalts in Ihrem Organismus bewirken. Lesen Sie dazu die Informationen unter „Östrogen"!

Kopfschmerzen und Migräne

Bei etwa 70 % der Frauen in den Wechseljahren führen die schwankenden Hormonwerte zu Kopfschmerzen. Vermeiden Sie rezeptfreie Schmerzmittel soweit als möglich und versuchen Sie lieber eines der folgenden Mittel. Auch die Zusätze, die im Abschnitt „Östrogen" aufgeführt sind, können helfen.

Schwankende Hormonwerte führen zu Kopfschmerzen

▷ **Niacin,** ein Vitamin aus der B-Gruppe, **Vitamin B_3,** zusammen mit dem ganzen Vitamin-B-Komplex eingenommen, **Kalzium** und **Magnesium** haben sich bei vielen Arten von Kopfschmerzen, auch chronischen, bewährt. 50 bis 100 mg Niacin wird dreimal täglich eingenommen. Zu Beginn der Behandlung wird diese Dosierung Empfindungen verursachen, die denen der Hitzewallung ähnlich sind; sie lassen aber nach, wenn man sich an das Mittel gewöhnt hat. *Vorsicht:* Wenn Sie starke Diabetes, den Grauen Star, peptische Geschwüre oder eingeschränkte Leberfunktionen haben, müssen Sie Niacin sehr vorsichtig verwenden. Nehmen Sie auf gar keinen Fall Niacin in Retardform. Jüngste Forschungen deuten darauf hin, daß es Leberprobleme hervorrufen kann.

Ansonsten nehmen Sie 100 mg **Vitamin-B-Komplex** in Retardform zweimal täglich, plus 1000 bis 1500 mg **Kalzium** und 500 bis 700 mg **Magnesium.** Das Kalzium und das Magnesium sollten auf zwei oder drei Einnahmen verteilt werden; diese Substanzen wirken sehr beruhigend und schläfern Sie unter Umständen geradezu ein, wenn Sie die gesamte Menge auf einmal einnehmen. Kalzium und Magnesium sind auch Schmerzmittel.

▷ **DLPA (DL-Phenylalanin),** eine Aminosäure, hilft gegen Kopfschmerzen und Migräne vor allem chronischer Art. Bei den meisten Patientinnen wirkt es allerdings nicht so unmittelbar wie Aspirin, wenn es darum geht gelegentliche, akute Kopfschmerzen zu behandeln. Lesen Sie bitte nähere Informationen über DLPA im Abschnitt „Arthritis" weiter oben nach.

Krampfadern

Krampfadern entstehen, wenn die Ventile, die normalerweise das Blut daran hindern, zurückzufließen und sich in den Venen der Beine anzustauen, nicht mehr funktionieren. Sie sehen nicht nur häßlich aus, sondern sie können auch schmerzhaft sein. Chronische Verstopfung und ein Mangel an körperlicher Bewegung sind zusätzliche Gründe für Krampfadern. Aber auch die Ernährung muß stimmen, damit die Venen stark und flexibel genug bleiben.

Chronische Verstopfung und Mangel an Bewegung sind Gründe für Krampfadern

Täglich 3000 bis 5000 mg **Vitamin C** mit **Bioflavonoiden** (vor allem **Rutin**).Verteilen Sie diese Menge über den ganzen Tag und nehmen Sie bei jeder Einnahme 500 bis 1000 mg. Damit stärken Sie die Blutgefäße.

▷ **Vitamin E:** beginnen Sie mit einer Dosis von 200 bis 400 I.E. und steigern Sie im Laufe einer Woche allmählich um täglich 100 bis 200 I.E., bis Sie schließlich eine Tagesration von 1000 bis 1200 I.E. erreichen. *Vorsicht:* Fangen Sie keinesfalls mit dieser hohen Dosierung an!

▷ Nehmen Sie auch mindestens 50 mg **Vitamin-B-Komplex** zwei- bis dreimal täglich.

▷ 10000 bis 25000 I.E. **Vitamin A** und/oder **Betakarotin.**

▷ Ein gutes Multivitamin-/Multimineralpräparat, das auf alle Fälle **Mangan, Selen** und **Silizium** enthalten sollte.

▷ 1000 I.E. **Vitamin D.**

▷ **Vitamin F,** die essentiellen Fettsäuren aus **Lachsöl, Nachtkerzenöl, Leinsamenölkapseln** oder **Johannisbeeröl.**

▷ 50 bis 80 mg **Zink.**

▷ 1000 bis 1500 mg **Kalzium** und 500 bis 750 mg **Magnesium.**

▷ Auch **Kalium** ist wichtig; nehmen Sie etwa 100 mg täglich.

▷ Nehmen Sie ausreichend Ballaststoffe in Ihren Ernährungsplan auf und vergessen Sie nicht, sich zu bewegen.

Menstruation

Hilft dem Körper, besser mit schwankenden Hormonwerten zurechtzukommen

▷ **Vitamin B_6** ist ein harntreibendes Mittel; es hilft dem Körper auch, besser mit schwankenden Hormonwerten zurechtzukommen, und lindert so das prämenstruelle Syndrom. Vitamin B_6 senkt das Östradiol und erhöht das Progesteron. Man sollte 50 bis 300 mg täglich nehmen und zwar einige Tage bis zwei Wochen vor dem zu erwartenden Beginn der Menstruation und dann auch während der Periode. Einige Frauen brauchen sogar 150 mg dreimal täglich. Beginnen Sie auf jeden Fall mit der niedrigeren Dosierung und erhöhen Sie, wenn nötig, im Laufe einer Woche. Gleichzeitig sollten Sie morgens und abends, vielleicht sogar dreimal täglich 100 mg **Vitamin-B-Komplex,** die üblichen Multivitamin- und Mineraltabletten und **Vitamin C** (1000 mg drei- bis viermal täglich) einnehmen. Ein einzelnes B-Vitamin sollte nie in höherer Dosierung oder über einen längeren Zeitraum eingenommen werden, sondern immer nur in Verbindung mit dem gesamten B-Komplex. Sie riskieren sonst einen Mangel an gewissen B-Vitaminen, der die positive Wirkung der ganzen Behandlung zunichte macht.

Beim prämenstruellen Syndrom Kalzium und Magnesium anstelle der üblichen Schmerzmittel

▷ **Kalzium** und **Magnesium** wirken häufig auch bei Menstruationsproblemen sehr gut. Eigenartigerweise helfen die beiden Substanzen beim prämenstruellen Syndrom besser, wenn das übliche Zwei-zu-eins-Verhältnis umgekehrt wird. Versuchen Sie 500 mg Magnesium und 250 mg Kalzium einmal oder, wenn nötig, auch zwei- bis dreimal täglich. Sie können Kalzium und Magnesium auch anstelle der sonst üblichen rezeptfreien Schmerzmittel verwenden. Wenn Sie einen Heißhunger auf Schokolade, Zucker oder Salz haben, brauchen Sie wahrscheinlich mehr Kalzium, Magnesium oder **Zink**, eventuell auch alle drei Substanzen zusammen.

▷ Um die optimale Absorption von Kalzium sicherzustellen, sollten Sie täglich mindestens 400 I.E. an **Vitamin D** und 3 mg **Bor** zu sich nehmen.

▷ **Vitamin C** zusammen mit **Bioflavonoiden** in Dosierungen von 1000 bis 3000 mg über den Tag verteilt, ist ebenfalls ein guter Tip bei Menstruationsproblemen. Wenn Ihre Blutungen sehr stark sind, nehmen Sie so lange davon, bis der Magen mit Durchfall reagiert, reduzieren Sie dann die Dosierung, aber setzen Sie sie nicht vollständig ab.

▷ Auch **Vitamin E** hilft in diesen Fällen. 100 bis 400 I.E. reichen gewöhnlich aus.

▷ Manche Frauen brauchen zusätzliche Gaben von **Zink,** 30 bis 50 mg täglich.

▷ Auch zusätzliche **Pantothensäure,** ein B Vitamin, hilft in Dosierungen von bis zu 1000 mg täglich.

▷ **Nachtkerzenöl** ist zwar eigentlich kein Vitamin, es liefert aber die vielfach ungesättigten Fettsäuren **Gammalinolensäure** und **Linolsäure,** die wiederum wichtig sind für die Produktion des wohltuenden **Prostaglandins.** Dieses Prostaglandin hilft bei Symptomen des prämenstruellen Syndroms und der Menopause. (Ungesättigte Fettsäuren werden manchmal auch Vitamin F genannt.) Die moderne Ernährung und Lebensweise beeinträchtigen mitunter die Fähigkeit des Körpers, essentielle Fettsäuren in Linolensäure umzuwandeln.

Moderne Ernährung und Lebensweise beeinträchtigen die Fähigkeit, essentielle Fettsäuren umzuwandeln

▷ Bei manchen Frauen hilft **Niazinamid,** die erhöhte Empfindlichkeit in der prämenstruellen Phase zu reduzieren.

▷ **Vitamin C** und **Niacin** helfen bei Krämpfen und schwachen Nerven.

▷ **DLPA (DL-Phenylalanin)** eignet sich hervorragend, um Schmerzen zu lindern und die Stimmung zu heben. Beginnen Sie mit der Einnahme eine Woche oder zehn Tage vor dem zu erwartenden Beginn der Periode bzw. dem Zeitpunkt, zu dem die Periode normalerweise eingesetzt hätte. Bitte lesen Sie bei DLPA im Abschnitt „Arthritis“ weitere Informationen nach.

▷ Versuchen Sie, sich einmal täglich so richtig auszuarbeiten – und vergessen Sie nicht, wenigstens einmal am Tag herzhaft zu lachen!

Myome

Während der Menopause schrumpfen oder verschwinden Myome im allgemeinen. Die folgenden Mittel können vielleicht helfen, die Zeit zu überbrücken.

Auch bei diesem Krankheitsbild hilft eine ausgewogene Versorgung des Körpers mit Vitaminen und Mineralien. Unter anderem sollte man auf alle Fälle 50 bis 100 mg des **B-Komplexes** einnehmen und zusätzlich dazu noch 100 bis 200 mg **Vitamin B_6**.

Die maximale Dosis sollte langsam angestrebt werden

▷ **Vitamin E,** ein wichtiges Antioxydans, hat sich schon häufig bei der Behandlung von Knoten in der Brust bewährt. Die maximale Dosis von 1000 I.E. pro Tag an Vitamin E sollte langsam über einen Monat hinweg angestrebt werden, dann kann die Tagesration auf 600 bis 800 I.E. gesenkt werden. Wenn Sie das Öl nicht mögen, können Sie sich Vitamin E auch in der festen Form besorgen. *Vorsicht:* Vitamin E ist zwar nicht toxisch, es sollte aber mit der nötigen Vorsicht gehandhabt werden, wenn man eine Schilddrüsenüberfunktion, Diabetes, zu hohen Blutdruck oder eine rheumatische Herzkrankheit hat. In diesem Fall sollten Sie mit einer sehr niedrigen Dosierung anfangen und einen Monat lang allmählich auf 100 I.E. täglich steigern, bis Sie schließlich ein Maximum von 400 bis 800 I.E. täglich erreichen. Auch wenn die Dosierung verringert werden muß, sollte dies langsam und nicht abrupt erfolgen.

▷ Zusammen mit Vitamin E empfiehlt sich die Einnahme von **Koenzym Q_{10}**, einem weiteren Antioxydans.

▷ Auch **Vitamin F,** wie es in Nachtkerzenöl oder in anderen Quellen von Gammalinolensäure enthalten ist, hilft bei Myomen in einer Dosierung von dreimal täglich zwei Kapseln.

▷ Manchen Patientinnen hilft es auch, auf Kaffee und Molkereiprodukte zu verzichten.

Östrogen und Hormonhaushalt

▷ Bei Versuchsreihen mit Frauen nach der Menopause hat sich der Östrogengehalt (Östradiol 17B) im Blut um 50 % erhöht, nachdem 3 mg des mineralischen Spurenelements **Bor** als Zusatz verabreicht worden waren. Bor ist zwar auch in Äpfeln, Trauben, Birnen und Nüssen enthalten, aber wenn Sie absolut sichergehen wollen, Ihrem Körper genügend Bor zuzuführen, empfiehlt sich die zusätzliche Dosis von 3 mg täglich.

Bor ist in Äpfeln, Trauben, Birnen und Nüssen

▷ **Vitamin E,** in einer Dosierung, die den international anerkannten Maßeinheiten (I.E.) entspricht (von 400 bis 1600) lindert bei vielen Frauen typische Symptome der Wechseljahre, insbesondere Hitzewallungen. *Vorsicht:* Wenn Sie hohen Blutdruck haben, dann beginnen Sie eine Vitamin-E-Zusatzbehandlung lieber langsam mit einer Dosierung von 100 bis 200 Maßeinheiten und steigern Sie erst allmählich.

▷ Die **B-Vitamine,** besonders **Vitamin B_6,** eignen sich gut für eine Hormonbehandlung. Man fängt am besten mit 50 bis 100 mg des Vitamin-B-Komplexes an und nimmt zusätzlich noch 100 bis 200 mg Vitamin B_6. Sie müssen selbst die für Sie passende Dosierung herausfinden.

▷ **Vitamin F,** besonders aus **Nachtkerzenöl, Johannisbeeröl** oder aus anderen Quellen der Gammalinolensäure, gleicht den Hormonhaushalt aus. Als Dosierung empfiehlt es sich, dreimal täglich zwei Kapseln zu nehmen.

▷ Einige Nahrungsmittel und Heilpflanzen enthalten östrogenähnliche Substanzen und Vorstufen, die der Körper zur Herstellung von Östrogen verwertet (siehe die entsprechenden Kapitel).

Osteoporose

Im Alter erhöht sich unser Bedarf an Kalzium zur Knochenbildung

Folgende Substanzen, Ernährungs- und Lebensgewohnheiten und physiologische Störungen entziehen den Knochen **Kalzium:** fluorisiertes Wasser, Alkohol, ein sitzender Lebensstil, Rauchen, alkoholfreie Getränke wie Coca Cola, Limonade etc., übermäßig viel Kaffee, stark fleischhaltige Ernährung, Kortison, gerinnungshemmende Mittel, Epilepsiemedikamente, Funktionsstörungen von Leber oder Niere, schlechte Verdauung, niedriger Östrogenspiegel. Zudem erhöht sich im Alter unser Bedarf an Kalzium zur Knochenbildung. Wir sollten also schnellstens damit beginnen, geeignete Aufbaumaßnahmen einzuleiten.

▷ Für die Gesundheit der Knochen sind alle Vitamine und Mineralien wichtig; viele tragen zu einer besseren Verwertung von Kalzium bei. Nehmen Sie täglich 3000 mg oder mehr **Vitamin C,** 400 bis 800 I.E. **Vitamin E,** 0,1 bis 0,2 mg **Selen,** 50 mg **Zink,** 400 bis 800 I.E. **Vitamin D.**

▷ Ein Verdauungsenzym hilft bei der Verwertung der entsprechenden Nährstoffe, vor allem schwer verdaulicher Mineralien. Versuchen Sie **Ananas, Papaya** oder ähnliches.

▷ **Bor,** ein Spurenelement, ist wichtig für die richtige Verwertung von Kalzium und somit auch für die Gesundheit der Knochen. In einer Testreihe hat sich gezeigt, daß Frauen nach der Menopause mit einer Tagesration von 3 mg Bor wesentlich besser Kalzium aufnehmen können; außerdem liegt dann auch der Östrogenspiegel um 50 % höher. Bessere Östrogenwerte tragen ihrerseits zu einer erhöhten Verwertung von Kalzium bei und können somit Osteoporose verhindern oder heilen. Die Forschung geht davon aus, daß Bor zur Produktion von Östrogen, Vitamin D und anderen Hormonen verwendet wird und einer rapiden Abnahme dieser Substanzen entgegenwirkt.

▷ Auch **Magnesium** hilft bei der Absorption von Kalzium und ist somit wichtig für die Gesundheit der Knochen. Nehmen Sie täglich halb soviel Magnesium wie Kalzium.

▷ **Germanium** lindert Knochenschmerzen.

▷ **Mangan,** ein weiteres Spurenelement, ist für gesunde Knochen ebenfalls nötig. Wenn Sie viel **Kalzium** und **Phosphor** zu sich nehmen, brauchen Sie vielleicht auch mehr von diesem Mineral. Der Körper benötigt aber nur 4 bis 5 mg Mangan täglich, und normalerweise wird dieser Bedarf mit einer ausgewogenen Ernährung gedeckt, es sei denn, die Nahrungsmittel wurden aus Bodenverhältnissen geerntet, die sehr arm an Mangan sind.

▷ **Silizium** trägt ebenso dazu bei, die Knochen stark zu erhalten. Blasentang, Algen und hartes Wasser enthalten Silizium.

Blasentang, Algen und hartes Wasser enthalten Silizium

▷ Zur Heilung gebrochener Knochen sollte man die tägliche Ration an **Kalzium** auf 1500 mg und an **Vitamin D** auf 500 I.E. erhöhen.

Scheidentrockenheit

▷ **Bor** erhöht den Östrogenspiegel im Blut und kann dadurch Trockenheit in der Vagina beheben. Man geht davon aus, daß Bor bei der Produktion und bei der Speicherung von Östrogen mitwirkt. Ein entsprechender Zusatz von 3 mg täglich ist völlig ausreichend.

▷ **Vitamin-E-Zäpfchen** können dieses Problem ebenfalls beheben. Sie wirken sogar besser als Östrogencreme. Führen Sie sechs Wochen lang jede Nacht ein Zäpfchen in die Scheide ein. Danach können Sie die Behandlung je nach Bedarf auf einmal wöchentlich reduzieren. Fragen Sie in der Apotheke nach Vitamin-E-Zäpfchen oder lassen Sie diese von Ihrem Apotheker anfertigen. Sie können aber auch Ihre eigenen Zäpfchen herstellen, indem Sie **Vitamin-E-Öl** und Ulmenpulver oder Bienenwachs verwenden. (Lesen Sie bitte in Kapitel 2 im Abschnitt „Tinkturen“ nach.)

Schlafstörungen

50 % der Frauen leiden während der Wechseljahre vorübergehend an Schlafstörungen

Etwa 50 % der Frauen leiden während der Wechseljahre vorübergehend an Schlafstörungen. Ist es nicht eine Ironie des Schicksals, daß man jetzt, da keine Babies mehr schreien und man auch endlich nicht mehr unruhig und besorgt auf das nächtliche Nachhausekommen der heranwachsenden Söhne und Töchter warten muß, wieder mit Schlaflosigkeit zu kämpfen hat?

▷ Nehmen Sie **Kalzium-** und **Magnesiumtabletten** oder Kapseln dreimal während des Tages und drei Stück eine halbe Stunde vor dem Zubettgehen; insgesamt sollten Sie etwa 1000 mg Kalzium erreichen. Sie finden beide Substanzen als Kombination im Handel, wobei diese Präparate dann schon doppelt soviel Kalzium als Magnesium enthalten. Kalzium und Magnesium sind natürliche Beruhigungsmittel, die aber nicht die unangenehmen Nebenwirkungen von starken Sedativa oder Hypnotika haben wie Phenobarbital oder andere häufig verschriebenen Medikamente. Außerdem wirken Kalzium und Magnesium wohltuend auf Herz, Muskeln, Nerven und Knochen.

▷ **Tryptophan** wäre ein wunderbares und sicheres Mittel gegen Schlaflosigkeit, wenn es auf dem Markt erhältlich wäre. Es wurde vor einigen Jahren vom damaligen Bundesgesundheitsamt aus dem Verkehr gezogen – die Medien berichteten darüber in aller Ausführlichkeit –, nachdem einige Patienten nach der Einnahme von Tryptophan Eosinophilämie, eine seltene Blutkrankheit, bekamen. Leider war die Berichterstattung der Medien nicht ganz so erschöpfend, als die Ursache des Problems herausgefunden wurde: Die Erkrankungen waren ausgelöst worden durch eine einzige verseuchte Charge Tryptophan, die aus einer japanischen Firma stammte. Trotz dieser Aufklärung besteht das Verkaufsverbot weiter. Sollte dieses Verbot jemals aufgehoben werden, dann nehmen Sie 500 bis 700 mg etwa eineinhalb Stunden vor dem Zubettgehen mit Wasser oder Saft (nicht mit Milch). Am besten wirkt es, wenn es zusammen mit **Vitamin B_6, Niacinamid** (einer Form von Niacin, die nicht zu Hitzegefühlen führt) und **Magnesium** eingenommen wird. Tryptophan ist enthalten in Truthahnfleisch, Hühnerfleisch, Bananen, Milch und einigen anderen proteinhaltigen Nahrungsmitteln. Sie werden wohl bis zum freien Verkauf des Mittels ein Truthahnsandwich und ein Glas Milch vor dem Zubettgehen zu sich nehmen müssen.

Tryptophan ist enthalten in Truthahnfleisch, Hühnerfleisch, Bananen und Milch

▷ 100 mg **Vitamin B_6** und ebenso viel **Niacinamid** werden Ihnen ebenfalls helfen, eine Nacht durchzuschlafen. Zusammen bewirken diese beiden Substanzen die Herstellung von

Serotonin, einem Gewebshormon. **Vitamin B_6** regt auch Träume an; *die* Gelegenheit um ein Tagebuch der Träume anzulegen!

Verstopfung

▷ Ein Mangel an **Vitamin-B-Komplex** kann ein Grund für schlechte Darmfunktionen sein.

▷ **Vitamin C,** komplexe **Kohlenhydrate, Pektin** und **Acidophilus** begünstigen das Wachstum und die Aufrechterhaltung eines positiven bakteriellen Klimas im Darm. Damit werden gesunde Darmfunktionen, Verdauung und Ausscheidung gefördert.

Gesunde Darmfunktionen und Ausscheidung werden gefördert

▷ 8 bis 10 Gläser Wasser pro Tag, ballaststoffreiche Kost und körperliche Betätigung sind ebenfalls nötig, um einer Verstopfung vorzubeugen.

4 Vitamine und Mineralien – Notizen

Die meisten Vitamine und Zusatzpräparate sollten zusammen mit oder unmittelbar nach einer Mahlzeit eingenommen werden. Zusätze mit Aminosäuren sollten allerdings zwischen den Mahlzeiten mit Wasser oder Saft (nicht mit Milch) eingenommen werden, um die bestmögliche Verwertung zu gewährleisten. Das Gehirn setzt gewisse Prioritäten, was es zu welchem Zeitpunkt annimmt. Wenn Sie sich an die folgenden Regeln halten, können Sie diese Prioritäten für sich nutzen.

- ▷ Die empfohlenen Tagesmengen sollten auf die einzelnen Mahlzeiten aufgeteilt werden. Der Körper kann jeweils nur eine gewisse Menge auf einmal verarbeiten.

- ▷ **Anorganisches Eisen (Ferrosulfat)** sollte nicht innerhalb von acht bis zwölf Stunden nach einer Gabe von **Vitamin E** eingenommen werden.

- ▷ **Synthetische Vitamine** versus **natürlich vorkommende Vitamine**: In einigen Fällen mag die chemische Struktur bei beiden Arten zwar die gleiche sein; der Körper verwertet jedoch nachgewiesenermaßen die natürlich vorkommenden Vitamine besser und erhält gleichzeitig auch zusätzliche, wenn auch noch nicht näher bestimmte „positive Faktoren", die nur in natürlichen Substanzen enthalten sind. Substanzen, die im natürlichen Umfeld nebeneinander auftreten, wirken auch besser zusammen; dies gilt z. B. für den Vitamin-C-Komplex, der Bioflavonoide enthält, im Gegensatz zur synthetischen **Ascorbinsäure**.
  Wenn allerdings akute Erkrankungen mit hohen Mengen der entsprechenden Vitamine behandelt werden müssen,

Der Körper verwertet die natürlich vorkommenden Vitamine besser

sind die synthetischen Varianten manchmal unumgänglich. Eine hohe Dosierung von natürlichem Vitamin C, das aus Hagebutten hergestellt wird ist nur schwer zu bekommen. Ascorbinsäure ist eine Bezeichnung für synthetisches Vitamin C. Die meisten B-Vitamine in Dosierungen über 10 mg werden synthetisch hergestellt; **DL-Alpha-Tokopherol** ist synthetisches Vitamin E. Wenn es allerdings um Erhaltungstherapie oder um vorbeugende Maßnahmen geht, gilt der Grundsatz: Je natürlicher die Zusätze sind, die Sie einnehmen, um so besser reagiert Ihr Körper darauf. (Siehe dazu das Zitat von William Penn zu Beginn von Kapitel 3.)

Persönlicher Bedarf hängt von vielen verschiedenen Faktoren ab

▷ Die in diesem oder jedem beliebigen anderen Buch **empfohlenen täglichen Mengen** müssen auch tatsächlich als *Empfehlungen* verstanden werden. Ihr persönlicher Bedarf hängt von vielen verschiedenen Faktoren ab: Alter, Ernährungsgewohnheiten, Gesundheitszustand, genetische Veranlagung, Umweltbelastungen, Absorptionsvermögen oder emotionale und physische Belastung. Auch der Härtegrad des Wassers in Ihrem Wohngebiet, die Tatsache, daß das Wasser gechlort oder fluoridiert ist, beeinflussen Ihre Fähigkeit, Vitamine und Mineralienzusätze zu verwerten. Dementsprechend brauchen manche Menschen wesentlich höhere Dosierungen als andere. Es ist also mit anderen Worten wichtig, daß Sie auf Ihren Körper hören, daß Sie Ihrer Intuition und Ihrem Empfinden folgen. Auch kinesiologische Tests können hin und wieder hilfreich sein. Nur Sie selbst wissen, was für Sie am besten ist.

▷ In Anbetracht der heutigen Lebensgewohnheiten, der Umweltbelastungen und der allgemeinen Ernährungsdefizite muß man wohl davon ausgehen, daß tägliche Zusatzpräparate bis ans Lebensende unumgänglich sind. Hohe Dosierungen zu therapeutischen Zwecken, d.h. zur Behandlung einer bestimmten Erkrankung, sollten jedoch nur für die Dauer dieser Krankheit genommen werden. Dies trifft besonders für hohe Dosierungen eines einzelnen synthetischen **B-Vitamins** zu. Längerer Gebrauch eines einzelnen oder nur zweier B-Vitamine kann zu einem Ungleichgewicht oder sogar zu Mangelerscheinungen der anderen B-Vitamine führen.

Längerer Gebrauch eines Vitamins kann zu einem Ungleichgewicht führen

Wie viele Karotten entsprechen einer Tagesdosis?

▷ Sie müßten 3 oder 4 große Karotten oder etwa 10 Tassen Brokkoli täglich essen, um die nachgewiesenen vorbeugenden Wirkungskräfte von **Betakarotin** für sich wirksam zu machen.

▷ Die immunstimulierenden Kräfte von **Vitamin C** erhalten Sie, wenn Sie täglich $2^1/_2$ Orangen oder Paprikaschoten oder 7 Tomaten essen.

▷ Für die täglich empfohlene Menge von 100 I.E. des Antioxydans **Vitamin E** brauchen Sie 1 Pfund Mandeln, mindestens 9 Tassen Kohl oder vier Tassen Olivenöl.

▷ Fazit: Mit Nahrungsmitteln allein ist eine wirklich ausgewogene Ernährung nicht zu erreichen: Wir können von den richtigen Nahrungsmitteln einfach nicht genügend essen. Nur mit Zusätzen können wir uns aber auch nicht ernähren. Die Lösung und der Schlüssel zu besserer Gesundheit liegen in einer Kombination von beidem.

Vitamine und Mineralien – Terminologie

▷ **Aminosäure,** der wesentliche Bestandteil von Protein. Proteine werden erst dann verdaut, wenn sie in die einzelnen Aminosäuren aufgespalten wurden, die dann ihrerseits allein oder im Zusammenwirken mit anderen ihre Funktion zur Gesunderhaltung des Körpers erfüllen. Es gibt 22 Aminosäuren. Erwachsene brauchen acht, Kinder neun der sogenannten essentiellen Aminosäuren. Der Körper kann sie nicht selbst produzieren, wir müssen sie ihm also zuführen. Die übrigen nichtessentiellen kann der Körper selbst bereitstellen, wenn er richtig ernährt wird. Nahrungsmittel, die alle essentiellen Aminosäuren enthalten, nennt man vollständige Proteine. Dazu gehören Fleisch und Molkereiprodukte. Den sogenannten unvollständigen Proteinen fehlen eine oder mehrere der essentiellen Aminosäuren; sie müssen also mit anderen Nahrungsmitteln kombiniert werden, die die fehlenden Nährstoffe enthalten, um so dem Körper das vollständige Protein zu geben. So kann man beispielsweise Bohnen mit Reis oder Maisfladen (Vollkorn) oder Erdnußbutter mit Vollkornbrot kombinieren, um ein vollständiges Protein zu erhalten (siehe Kapitel 8). Wenn auch nur eine essentielle Aminosäure fehlt oder nicht im richtigen Verhältnis zu den anderen steht, wird die Verwertung des Proteins beeinträchtigt und die Wirksamkeit der übrigen essentiellen Aminosäuren eingeschränkt. Dies ist einer der Gründe, warum Modediäten, die gewisse Nahrungsmittel ganz ausschließen und andere verstärkt einsetzen, nicht nur wertlos, sondern auch schädlich sind.

Essentielle Aminosäuren müssen wir dem Körper zuführen

▷ **Antioxydans,** ein Nahrungsergänzungsstoff, der die Bildung von freien Radikalen unterbindet, indem er die Oxydation von Körperfetten verhindert. Freie Radikale schaden dem Körper auf vielfache Art. Antioxydanzien räumen mit diesen freien Radikalen auf und verlangsamen somit den Alterungsprozeß.

▷ **Bioflavonoide,** auch als **Vitamin P** bekannt; das P steht für den Permeabilitätsfaktor, die Durchlässigkeit. Sie stärken die Kapillargefäße und regulieren die Durchlässigkeit der Membranen. Sie bilden einen Teil des **Vitamin-C-Komplexes** und wirken mit Vitamin C synergistisch zusammen, indem sie seine Wirksamkeit und Verwertung verstärken. Ebenfalls zusammen mit Vitamin C fördern sie die Produktion von Collagen und verbessern somit die Gesundheit.

▷ **Betakarotin,** auch als **Provitamin A** bekannt. Es ist eine Vorstufe zu **Vitamin A** und in einigen Pflanzen und Tieren enthalten. Der Körper wandelt das Betakarotin in genau soviel Vitamin A um, wie er zu dem gegebenen Zeitpunkt gerade benötigt. Die orange Farbe in Karotten ist Betakarotin. In vielen Abhandlungen wird die Bezeichnung „Betakarotin" fast gleichbedeutend mit Vitamin A verwendet. Wenn Sie etwa irgendwo lesen sollten, daß Kürbis Vitamin A enthält, dann ist die tatsächliche Substanz, von der man hier spricht, Betakarotin.

Die orange Farbe in Karotten und Kürbis ist Betakarotin

▷ **Chelatbildung,** ein Prozeß, der Mineralien in eine Form verwandelt, die vom menschlichen Körper leichter verdaut und verwertet werden kann. Diese Mineralien nennt man dann Chelate. Häufig werden die Mineralien bei diesem Vorgang an Aminosäuren gebunden.

▷ **Collagen,** der wesentliche Bestandteil von Bindegewebe, Knochen und Knorpeln.

▷ **Diuretikum,** harntreibendes Mittel, das dazu verwendet wird, überschüssige Flüssigkeit aus dem Körper auszuscheiden.

▷ **DNS,** Desoxyribonukleinsäure, ein Bestandteil der Chromosomen.

▷ **Empfohlenene Ernährungswerte,** aufgestellt von den Lebensmittelbehörden und den nationalen Forschungsinstituten. Es handelt sich um Schätzwerte, die als Bedarf an Nährstoffen für den durchschnittlichen Menschen festgesetzt wurden. Diese Empfehlungen wurden zu keinem Zeitpunkt als verbindlich betrachtet.

▷ **Dünndarmlöslich,** eine Tablette mit einer Schutzhülle aus einer Substanz, die von der säurehaltigen Umgebung im Magen nicht angegriffen wird, sondern sich erst im Darm auflöst.

▷ **Enzyme,** Substanzen im Körper, die chemische Veränderungen einleiten oder aktivieren. Die Verdauungsenzyme spalten die Nahrung so auf, daß der Körper deren chemische Bestandteile verwerten kann.

Freie Radikale spielen eine wesentliche Rolle

▷ **Freie Radikale,** chemische Stoffe, die im Körper bei Oxydationsprozessen entstehen. Freie Radikale sind instabil und binden die Elektronen von anderen wichtigen Chemikalien an sich. Viele Wissenschaftler gehen davon aus, daß freie Radikale eine wesentliche Rolle beim Alterungsprozeß spielen und die Ursache von degenerativen Erkrankungen wie Krebs, Herzschwäche usw. sind. Freie Radikale können nach Meinung dieser Wissenschaftler von einer anderen Gruppe von Substanzen neutralisiert werden, den sogenannten Antioxydanzien, die die Oxydation verhindern.

▷ **Hagebutten,** die Samenkörner der Rose bzw. das Knötchen unterhalb der Knospe. Es enthält hochkonzentriertes **Vitamin C.**

▷ **I.E.,** internationale Maßeinheiten.

▷ **Linolsäure (Vitamin F),** eines der vielfach ungesättigten Fette, auch essentielle Fettsäure genannt. Wir müssen sie über unsere Ernährung zugeführt bekommen, sie ist lebensnotwendig; so wird sie zum Beispiel für die Synthese von Prostaglandin benötigt.

▷ **Lipid,** ein Fett.

▷ **Megavitamintherapie,** Behandlung von Erkrankungen oder Gesundheitsproblemen mit großen Mengen von Vitaminen und Mineralien.

▷ **Palmitat,** wasserlösliches **Vitamin A.**

▷ **PKU (Phenylketonurie),** Stoffwechselleiden, das durch das Fehlen des Enzyms hervorgerufen wird, welches Phenylalanin, eine essentielle Aminosäure, verwertet.

▷ **Prostaglandin,** eine der Substanzen, die für einen ausgewogenen Hormonhaushalt verantwortlich sind. Wenn der Körper richtig ernährt wird, stellt er selbst Prostaglandine her. Zu den richtigen Nährstoffen gehört zum Beispiel Vitamin F.

▷ **RNS (Ribonukleinsäure),** ein Bestandteil der Chromosomen.

▷ **Tokopherole,** Bestandteile von **Vitamin E** (Alpha, Beta, Delta, Epsilon, Eta, Gamma und Zeta); sie sind in Pflanzenölen enthalten. Natürlich vorkommendes Vitamin E wird als D-Alpha-Tokopherol oder als D-Beta-Tokopherol bezeichnet. Synthetisches Vitamin E nennt man DL-Tokopherol.

▷ **Toxin,** ein organisches Gift, das in lebenden und toten Organismen produziert wird.

▷ **Triglyceride,** Fettsubstanzen im Blut.

Das Vorkommen von Vitaminen und Mineralien in Nahrungsmitteln und Pflanzen

Vitamine

A: Löwenzahn, Öl der Kabeljau-Leber, Leber, Karotten, grünes und gelbes Gemüse, Eier, Molkereiprodukte, gelbe Früchte.

B-Komplex: Löwenzahn, Vollkornprodukte, Tierfleisch und Tierprodukte, Samen, Nüsse, einige Früchte und Gemüsesorten (siehe bei den einzelnen B-Vitaminen).

B_1, Thiamin: Bierhefe, brauner Reis (das Vitamin ist in der Hülle enthalten, die vom weißen Reis entfernt wurde), Vollkornweizen, Hafer, Erdnüsse, Schweinefleisch, viele Gemüsearten, Kleie, Milch.

B_2, Riboflavin: Milch, Leber, Niere, Bierhefe, Käse, grünes Blattgemüse, Fisch, Eier.

B_3, Niacin: Leber, mageres Fleisch, Vollkornweizen, Bierhefe, Niere, Weizenkeime, Fisch, Eier, geröstete Erdnüsse, weißes Geflügelfleisch, Avocado, Datteln, Feigen, Pflaumen.

B_5, Pantothensäure: Vollkornprodukte, Weizenkeime, Kleie, Fleisch, Niere, Leber, Nüsse, Hühnchen, Bierhefe.

B_6, Pyridoxin: Bierhefe, Kleie, Weizenkeime, Leber, Niere, Herz, Beutelmelone, Kohl, schwarzer Zuckersirup, Milch, Eier, Rindfleisch.

B_{12}, Kobalamin: Leber, Rindfleisch, Schweinefleisch, Eier, Milch, Käse, Nieren, Beinwell, Sojabohnen.

C: Löwenzahn, Zitrusfrüchte, Tomaten, grünes Blattgemüse, Kartoffeln, Süßkartoffeln, Beeren, Blumenkohl.

D: Löwenzahn, Öl aus der Kabeljau-Leber, Öle aus anderen Fischlebern, Sardinen, Hering, Lachs, Thunfisch, Molkereiprodukte.

E: Hafer, Weizenkeime, Sojabohnen, kalt gepreßtes Gemüseöl, Brokkoli, Rosenkohl, Blattgewürze, Vollkornprodukte, Eier.

F, ungesättigte Fettsäuren: Pflanzenöle wie Weizenkeimöl, Leinsamenöl, Sonnenblumenöl, Färberdistelöl, Sojabohnenöl, Erdnußöl; Nüsse, Samen, Avocado.

K, Menadion: Hafer, Yoghurt, Luzerne, Eigelb, Färberdistelöl, Fischlebertran, Blasentang, grünes Blattgemüse, Sojabohnenöl.

P, Bioflavonoide: die weißen Innenhäutchen von Zitrusfrüchten, Aprikosen, Buchweizen, schwarze Johannisbeeren, Kirschen, Hagebutten.

Biotin: Nüsse, Obst, Rinderleber, Bierhefe, Eigelb, Milch, Niere, brauner Reis.

Cholin: Eigelb, Herz, Hirn, Leber, Lezithin (geringfügig), grünes Blattgemüse, Weizenkeime, Bierhefe.

Folsäure: Brunnenkresse, Petersilie, Chicorée, Löwenzahn, Amarant, Lammfleisch, Vollkornprodukte, dunkelgrünes Blattgemüse, Karotten, Torula-Hefe, Leber, Eigelb, Beutelmelone, Aprikosen, Kürbis, Avocado, Bohnen.

Inositol: Bierhefe, Leber, getrocknete Limabohnen, Rinderhirn, Rinderherz, Beutelmelone, Grapefruit, Rosinen, Weizenkeim, schwarzer Zuckersirup, Erdnüsse, Kohl.

PABA: Leber, Bierhefe, Niere, Vollkornprodukte, brauner Reis, Weizenkleie, Weizenkeime, Zuckersirup.

Mineralien

Bor: Blattgemüse, Birnen, Äpfel, Nüsse, Trauben. Am besten nimmt man 3 mg als täglichen Zusatz.

Chrom: Fleisch, Schalentiere, Hühnchen, Maisöl, Muscheln, Bierhefe.

Eisen: Krauser Ampfer, Löwenzahnwurzel, Aprikosen, schwarzer Zuckersirup, rote Bete, Blätter der Roten Bete, Bierhefe, Vogelmiere, Speiserotalge, Eigelb, Körner, Sonnenblumenkerne, Rosinen, Pflaumen, Blasentang, Blätter der weißen Rübe, Hafer, Walnüsse, Schweineleber, Rinderniere, Rinderherz, Rinderleber, getrocknete Pfirsiche, rotes Fleisch, Eigelb, Austern, Bohnen, Spargel, Zuckersirup.

Jod: Blasentang, Zwiebeln, Meeresfrüchte.

Kalium: Löwenzahn, Bananen, Beutelmelone, Zitrusfrüchte, grünes Blattgemüse, Minzeblätter, Kartoffeln, Tomaten, Sonnenblumenkerne, Brunnenkresse.

Kalzium: Löwenzahn, Hafer, Molkereiprodukte, Sojabohnen, Sardinen, Lachs, Erdnüsse, Walnüsse, Sonnenblumenkerne, getrocknete Bohnen, grüne Gemüsearten.

Kupfer: Vogelmiere, getrocknete Bohnen, Erbsen, Vollkornprodukte, Pflaumen, Rinderleber, Krabben, die meisten Meeresfrüchte.

Magnesium: Vogelmiere, Löwenzahn, Zitronen, Grapefruit, Feigen, Mais, Nüsse, Samen, Äpfel, dunkelgrünes Gemüse.

Mangan: Vogelmiere, Löwenzahn, Nüsse, grünes Blattgemüse, Erbsen, Rote Bete, Eigelb, Vollkornprodukte, Samen.

Phosphor: Löwenzahn, Hafer, Fleisch, Geflügel, Fisch, Vollkornprodukte, Eier, Nüsse, Samen.

Selen: Vollkornprodukte, Meeresfrüchte, Meerespflanzen, Fleisch von Organen, Bierhefe, Knoblauch, Weizenkeime, Zwiebeln, Tomaten, Brokkoli.

Silizium: Vogelmiere, Löwenzahn, Blasentang, Schachtelhalm.

Sulfur: mageres Rindfleisch, getrocknete Bohnen, Fisch, Eier, Kohl, Knoblauch, Zwiebeln.

Vanadium: Fisch. (Nehmen Sie Vanadium nicht in der synthetischen Form.)

Zink: Vogelmiere, Beefsteak, Lammkoteletts, Schweinelende, Weizenkeime, Bierhefe, Kürbissamen, Eier, getrocknete Magermilch, gemahlener Senf, Austern.

Anmerkungen zur Ernährung

Ernährung des westlichen Menschens enthält zu viel Zucker

▷ **Zucker** entzieht dem Körper B-Vitamine. Die typische Ernährung des westlichen Menschens enthält viel zu viel Zucker. Zuviel Zucker *jeder* Art entzieht dem Körper nicht nur B-Vitamine und Mineralien, er erhöht auch den Cholesteringehalt, belastet die Bauchspeicheldrüse, führt zu Dickleibigkeit, schlechten Zähnen, Parasiten (einschließlich Candida), Arthritis, Gicht und Diabetes und Hypoglykämie; er führt bei einigen zu Hyperaktivität und bei anderen zu Ermüdungserscheinungen. Zuviel Zucker in der Ernährung ist ganz allgemein schlecht für die Gesundheit.

▷ **Alkohol** entzieht dem Körper B-Vitamine und Vitamin C und beeinträchtigt die Verwertung von Kalzium. Wenn Sie Alkohol trinken, nehmen Sie vorher, während des Trinkens und nachher einen starken Vitamin-B-Komplex. Trinken Sie auch reichlich Wasser dazu. So vermeiden Sie einen Kater.

▷ **Antibiotika** und Vitamin- oder Mineralzusätze passen nicht gut zusammen. Nehmen Sie die beiden niemals gleichzeitig, sondern lassen Sie mindestens eine Stunde zwischen den Einnahmen vergehen.

▷ **Aspirin** verdreifacht die Ausscheidung von Vitamin C.

▷ **Medikamente,** auch rezeptfreie, führen zu einem Vitamindefizit. Die gängigen Mittel gegen Erkältungen, Allergien und Schmerzen verringern den Gehalt an Vitamin A im Blut. Genau dieses Vitamin brauchen Sie aber, wenn Sie sich krank und elend fühlen. Vitamin A schützt die Schleimhäute der Lunge, des Halses und der Nase und den gesamten Organismus vor Infektionen. **Diuretika** entziehen dem Körper den Vitamin-B-Komplex, Kalium, Magnesium, und Zink, **Alkohol** entzieht dem Körper die B-Komplex-Vitamine, Magnesium und Vitamin A, ein Vitamin, das besonders stark vor Bakterien und Viren schützt. Die Liste kann beliebig fortgesetzt werden.

Vitamin A schützt die Schleimhäute der Lunge, des Halses und der Nase

▷ Ein **Mangel an Vitamin A** kann zu übermäßig starker Ausscheidung von Vitamin C führen.

▷ Orale **Empfängnisverhütungsmittel** beeinträchtigen die Fähigkeit des Körpers, die Vitamine B_6, B_{12}, C und Folsäure zu absorbieren und zu verwerten.

▷ Wenn Sie viele **Proteine** zu sich nehmen, erhöht sich auch der Bedarf an Vitamin B_6. Wenn Sie zusätzlich auch noch ein **Diuretikum** einnehmen, belasten Sie Ihre Nieren enorm.

▷ Die meisten Nährstoffe werden vom Dünndarm absorbiert.

▷ **Vitamin C** verstärkt die Verwertung von **Eisen:** Nehmen Sie die beiden zusammen.

▷ **Anorganisches Eisen,** wie etwa Ferrosulfat, kann nicht leicht absorbiert werden; es zerstört Vitamin E. Wenn Sie anorganisches Eisen brauchen, nehmen Sie Vitamin E erst acht Stunden später.

Koffein blockiert die Verwertung von Eisen

▷ Große Mengen an **Koffein** blockieren die Verwertung von Eisen.

▷ Wenn Sie viel **Phosphor** zu sich nehmen, verringert sich der Gehalt an Kalzium. Die Hauptverursacher sind Fleischproteine und alkoholfreie Getränke wie Coca Cola, Limonade etc.

▷ RNS- und DNS-Zusätze sollten nicht eingenommen werden, wenn Sie an **Gicht** leiden – sie könnten den Gehalt an Harnsäure erhöhen.

▷ Strenge **Vegetarier** brauchen B_{12}-Zusätze.

▷ Wenn man sehr häufig **mehrfach ungesättigte Fette** oder Öle und gleichzeitig überhaupt keine gesättigten Fette zu sich nimmt, kann dies dem Körper die Antioxydanzien Vitamin A, D, E, und K entziehen. Einige Untersuchungen deuten sogar darauf hin, daß ein ausschließlicher Gebrauch von mehrfach ungesättigten Fetten sogar den Alterungsprozeß beschleunigt. Das ist auch ganz einsichtig: Der Körper braucht die Antioxydanzien, um die freien Radikale zu vernichten; freie Radikale sind stark am Alterungsprozeß und an vielen degenerativen Erkrankungen beteiligt. Nüsse, Samen, Körner, Vollmilch und andere Molkereiprodukte enthalten gesättigte und ungesättigte Fettsäuren.

Der Körper braucht Antioxydanzien, um freie Radikale zu vernichten

▷ **Synthetische Vitamine** werden aus Mineralölprodukten hergestellt.

▷ **Natürliches Vitamin E,** D-Alpha-Tokopherol, D-Alpha-Tokopherylacetat oder D-Alpha-Tokopherylsuccinat, wird besser vom Körper absorbiert und verwertet und verbleibt länger im Organismus als synthetisches Vitamin E. Synthetisches Vitamin E wird bezeichnet als DL-Alpha-Tokopherol, DL-Alpha-Tokopherylacetat oder DL-Alpha-Tokopherylsuccinat. Achten Sie bitte auf das „L" nach dem „D". Natürliches Vitamin E ist viel teurer als die synthetische Form. Einige Hersteller geben ihren Produkten 90 % oder noch mehr synthetisches Vitamin E und nur 10 % oder noch weniger des natürlichen Vitamins bei. Trotzdem dürfen sie ihr Produkt als *natürliches* Vitamin E anpreisen, schließlich ist die Substanz ja enthalten. Sehen Sie genau in der Beschreibung nach, ob 1) die Bestandteile ausschließlich der D-Alpha-Variation entsprechen und/oder 2) der Hersteller garantiert, daß das Produkt zu 100 % aus natürlichem Vitamin besteht. Sie bekommen in diesem Fall wirklich mehr für ihr Geld, wenn Sie das reine Naturprodukt kaufen.

Vorsicht: Wenn Sie an rheumatischen Herzbeschwerden leiden, sollten Sie Ihren Arzt konsultieren, bevor Sie Vitamin E einnehmen. Es könnte unter Umständen das Ungleichgewicht zwischen den beiden Herzseiten noch verstärken, das durch rheumatisches Fieber verursacht wird.

Jede Zigarette vernichtet mehr als den täglichen Mindestbedarf an Vitamin C

▷ **Nikotin** zerstört Vitamin C. Jede Zigarette vernichtet mehr als den täglichen Mindestbedarf an Vitamin C und führt zu Gesundheitsproblemen, die den Bedarf an diesem und anderen Vitaminen wiederum erhöhen.

▷ **Ranzige Nahrungsmittel** zerstören Vitamin E, gleichzeitig erhöht sich aber der Bedarf an Vitamin E, um mit den nun entstehenden freien Radikalen fertig zu werden. Auch **Hitze** vernichtet Vitamin E. In manchen Restaurants wird das Öl oder Fett für Pommes frites und andere Speisen mehrere Tage lang immer wieder erhitzt. Ranzigkeit ist oft die Folge; das Vitamin E wird durch die benötigte große Hitze zerstört, und es entstehen schädliche trans-Fettsäuren.

▷ **Gechlortes Wasser** zerstört Vitamin E.

▷ Gechlortes Wasser tötet auch die günstige Darmflora ab, einschließlich **Acidophilus.**

▷ Ein gewohnheitsmäßiger Gebrauch von **Abführmitteln** kann zu einem Mangel an Vitamin B und C führen, der nach zusätzlichen, hoch dosierten Ergänzungsgaben verlangt. Laxantien können auch die günstigen Darmbakterien, Acidophilus, zerstören.

▷ Mit dem Grad der **Verschmutzung von Luft und Wasser** erhöht sich auch der Bedarf an Antioxydanzien.

▷ Bei **emotionalen Belastungen** braucht der Körper von allen Nährstoffen eine größere Menge.

5 Homöopathie für die Wechseljahre

Heilung bedeutet für einen kranken Menschen nur selten, daß die Symptome zum Verschwinden gebracht werden. Die richtige Behandlung liegt darin, daß die Symptome gar nicht erst auftreten.
Anonym

Die Homöopathie schenkt physischen, mentalen und emotionalen Symptomen mehr Aufmerksamkeit als jede andere Art medizinischer Behandlung. Die homöopathische Behandlung zielt jedoch nicht darauf ab, die Symptome zu heilen. Vielmehr trägt der homöopathische Arzt alle Informationen über die Symptome des Patienten sorgsam und detailliert zusammen, um auf dieser Grundlage zu entscheiden, welche natürliche Substanz genau dieses Muster an Symptomen hervorruft, wenn sie in einer Überdosis verabreicht wird. So ruft zum Beispiel eine große Dosis Chinin bei einem gesunden Menschen die Symptome der Malaria hervor. In der Homöopathie wird die entsprechende Substanz in höchst verdünnter Form verabreicht. Daraufhin verschwinden nicht nur die Symptome, sondern auch die Ursache, die zu einem Ungleichgewicht im Körper und damit zu diesen Symptomen geführt hat. Man nennt dieses grundlegende Konzept der Homöopathie das „Ähnlichkeitsprinzip". Impfungen und einige Allergietherapien arbeiten mit einem ähnlichen Prinzip.

Impfungen und einige Allergietherapien arbeiten ebenfalls mit dem „Ähnlichkeitsprinzip"

Im Unterschied zu allopathischen Medikamenten werden homöopathische Mittel in sehr viel kleineren Dosierungen gegeben. Die Wahl eines homöopathischen Heilmittels richtet sich nach den besonderen Gegebenheiten der persönlichen Verfassung des Patienten und seiner Symptome und nicht nach der für ein bestimmtes Krankheitsbild typischen Symptomengruppe. Homöopathische Heilmittel werden eingesetzt, um das Erkranken zu vermeiden und um kranke Menschen zu heilen. Und hier liegt ein wesentliches Merkmal der Homöopathie: Sie behandelt den Menschen, nicht die Krankheit. Ein homöopathischer Arzt wird versuchen, den Patienten sowohl auf der mentalen und emotionalen als auch auf der physischen Ebene zu behandeln, da für ihn alle zusammen die ganzheitliche Gesundheit des Menschen ausmachen. Homöopathische Heilmittel haben keine Nebenwirkungen und sind ungefährlich. Sie sind aus natürlichen Substanzen (meist Pflanzen und Mineralien) hergestellt und regen die Abwehrkräfte des Körpers an, die Heilung selbst herbeizuführen.

Homöopathie behandelt den Menschen, nicht die Krankheit

Die Homöopathie wurde von dem deutschen Arzt Samuel Hahnemann entwickelt. Sie wurde u. a. in Amerika im 19. Jahrhundert populär, als bei den herrschenden Epidemien von Cholera, Gelbfieber, Scharlach und anderer Infektionskrankheiten die Erfolgsquote homöopathischer Behandlung bei weitem höher lag als bei der „normalen" (allopathischen) medizinischen Behandlung. In homöopathisch geführten Krankenhäusern starben bis zu 50 % weniger Patienten an diesen Krankheiten als in anderen Krankenhäusern.

Tatsächlich war einer der ausdrücklich genannten Beweggründe für die Schaffung der Amerikanischen Medizinischen Gesellschaft (A.M.A.) der Versuch, dem zunehmenden Erfolg der Homöopathie Einhalt zu gebieten! Der von der A.M.A. repräsentierte Berufszweig war ernstlich in Gefahr, von den homöopathischen Ärzten überholt zu werden, und dies auf mehreren Gebieten, nicht zuletzt auch in wirtschaftlicher Hinsicht. Zu Beginn des 20. Jahrhunderts waren 20 bis 25 % der städtischen Ärzte Homöopathen. Sie gewannen nicht nur immer mehr Patienten für sich, sie konnten und können auch heute noch eine billige medizinische Behandlung anbieten. Homöopathische Ärzte hatten an angesehenen medizinischen Universitäten studiert und konnten nicht einfach als „Quacksalber" abgetan werden. Es ließ sich zudem schwerlich leugnen, daß die Homöopathie wirkte und keinerlei Risiken barg.[8]

Die A.M.A. versuchte auf verschiedene Arten, die Homöopathie einzuschränken: So gab es eine Anweisung in ihrem Ehrenkodex, die jeden Arzt aus ihren Reihen ausschloß, der sich auch nur mit einem homöopathischen Kollegen beriet. Das wirksamste Mittel zur Bekämpfung der Homöopathie war allerdings ein Bericht, in dem behauptet wurde, daß nur eine Vereinheitlichung der medizinischen Ausbildung die Qualität der medizinischen Versorgung in Amerika sicherstellen würde. Bei dieser Standardisierung wurde natürlich die konventionelle medizinische Praxis (Allopathie) und ihre Philosophie (die sogenannte „Erregertheorie") als die einzig wahre gerechtfertigt. Die A.M.A., die Regierung und einflußreiche Sponsoren schlossen sich dieser Theorie bereitwillig an und setzten Maßstäbe und Kriterienkataloge für medizinische Ausbildungsstätten fest, die nichts außer der orthodoxen, allopathischen Behandlungsform zuließen. Diese „Verbesserung" führte letztlich also dazu, daß alternative medizinische Praktiken geächtet wurden und daß fast alle homöopathischen Ausbildungsstätten verschwanden. Auch alle Institute für schwarze Ärzte und einige, die nur der Ausbildung von Frauen vorbehalten waren, mußten ihre Türen schließen.

Zu Beginn des 20. Jahrhunderts hatte es in den Vereinigten Staaten über 100 homöopathische Krankenhäuser, 1000 homöopathische Apotheken und 22 homöopathische Ausbildungsstätten gegeben. Obwohl man der Homöopathie nie die Legalität absprechen konnte, gab es 1923 dort nur noch zwei dieser Homöopathieschulen.

Gegenwärtig erlebt die Homöopathie eine Renaissance

Gegenwärtig erlebt die Homöopathie eine Renaissance. Sogar allopathisch praktizierende Ärzte erkennen inzwischen an,

8 Bei einem Treffen der A.M.A. im Jahre 1903 sagte ein allopathischer Arzt: „Wir müssen zugeben, daß wir den homöopathischen Arzt nie aus prinzipiellen Gründen bekämpft haben, sondern nur, weil er uns in unseren Gemeinden das Geschäft weggenommen hat." Kaufman, Martin: Homeopathy in America. BKS. Demand, UMI, 1979.

wie wichtig es ist, die Abwehrkräfte zu stimulieren und den Menschen in seiner Ganzheit zu behandeln. Die Beweise, die neuere wissenschaftliche Studien für die Wirksamkeit der homöopathischen Behandlung, ebenso wie der Vitamin- und Mineraltherapie und anderer alternativer Heilmethoden, erbracht haben, sind inzwischen so überwältigend, daß sie nicht mehr ignoriert werden können. Europa war immer schon offen für die Homöopathie, und heute verschreiben in den einzelnen Ländern 20 bis 50 % der Ärzte entweder homöopathische Heilmittel, oder sie überweisen ihre Patienten an Homöopathen. Dies gilt vor allem für Großbritannien, wo der *National Health Service* (öffentliches Gesundheitswesen) die Kosten für die homöopathische Behandlung ebenso wie für die allopathische übernimmt. Auch in Amerika nimmt die Zahl der Ärzte und anderer Fachleute im Gesundheitswesen, die homöopathische Medizin anwenden, ständig zu.

Beweise, die wissenschaftliche Studien für die Wirksamkeit erbracht haben, sind überwältigend

Homöopathische Heilmittel sind in den gängigen Potenzierungen rezeptfrei erhältlich. Viele homöopathische Mittel werden einzeln oder als Komplexmittel angeboten. Einzelne homöopathische Mittel richtig und zu ihrer besten Wirkung einzusetzen, ist insofern etwas schwierig, weil die einzelnen Symptome ganz genau voneinander unterschieden und gegeneinander abgegrenzt werden müssen und es darum geht, jeweils die gesamte Persönlichkeit und nicht nur eine Gruppe von typischen Symptomen zu behandeln. Andererseits kann man mit einzelnen Heilmitteln auch gefahrlos ausprobieren, weil sie keine schädlichen Nebenwirkungen haben und recht billig sind. Wenn Sie also innerhalb einer Woche nach der Einnahme eines homöopathischen Mittels keine Verbesserung feststellen, versuchen Sie ein anderes Mittel. Sie sollten jedoch auf keinen Fall verschiedene einzelne Mittel miteinander kombinieren: einige neutralisieren sich gegenseitig. (Nähere Informationen dazu im nächsten Kapitel.)

Komplexmittel – sie werden meistens nach dem Problem benannt, das sie zu behandeln helfen – sind relativ einfach zu benutzen. Aber auch hier ist es unerläßlich, daß Sie genau auf die Art Ihrer Beschwerden achten. (Hier verbirgt sich das Prinzip jeder alternativen Behandlungsmethode: Sie setzt voraus, daß Sie sich und Ihren Körper genau beobachten lernen.)

Einen ausgebildeten Homöopathen aufsuchen

Bei ernsthaften Erkrankungen chronischer oder akuter Art sollten sie einen ausgebildeten Homöopathen aufsuchen. Die alltäglichen Unpäßlichkeiten und vor allem die typischen Beschwerden im Klimakterium können Sie jedoch beruhigt selbst behandeln. Im folgenden finden Sie eine Reihe von einzelnen Heilmitteln, die Ihnen vielleicht nützlich sein können.

Allgemeine Beschwerden der Wechseljahre

▷ Hier wirken **einzelne Heilmittel** – nehmen Sie jedoch immer nur eines davon! Am besten schlägt man in der *Materia Medica mit Repertorium*[9] nach, oder man konsultiert einen homöopathischen Arzt, um sich über die feinen Unterschiede der einzelnen Heilmittel aufklären zu lassen. Mittel der Wahl sind: **Amylium nitrosum, Belladonna, Bellis perennis, Cactus grandiflorus, Caulophyllum, Cimicifuga racemosa, Gelsemium, Glonoinum, Ignatia, Kalium carbonicum, Kreosotum, Lachesis, Murex, Nux moschata, Nux vomica, Oophorinum, Pulsatilla, Sanguinaria, Sepia, Sulfur, Ustilago maydis, Zincum valerianicum.**

Arthritis/steife Gelenke

Viele Frauen leiden während des Klimakteriums und auch danach an schmerzenden Gelenken – ob dies nun auf die

9 *Enders, N.:* Die „homöopathische" Frau. Karl F. Haug Verlag, Heidelberg 1991.

Schwankungen im Hormonhaushalt, auf schlechte Ernährung oder auf mangelnde körperliche Bewegung zurückzuführen ist. Schmerzende Gelenke müssen behandelt werden, sie verschwinden nicht von alleine.

▷ Einzelne Heilmittel (nehmen Sie immer nur eines davon): **Rhus toxicodendron, Aconitum napellus, Sulfur, Bryonia** oder **Elaterium.**

Depressionen, Nervosität, Reizbarkeit

▷ **Aconitum napellus** bei physischer und mentaler Ruhelosigkeit; für die Nachwirkungen eines großen Schreckens, wenn man schlecht schläft, sich häufig im Bett herumwirft und Alpträume hat. Die Symptome sind nachts schlimmer, sie verbessern sich, wenn man geschwitzt hat.

▷ **Anrum metallicum** bei Depressionen, die von Selbstmordgedanken und dem Gefühl, nicht geliebt zu werden, begleitet sind.

▷ **Belladonna** bei Reizbarkeit, Ruhelosigkeit und geistiger Hyperaktivität. Die Symptome verbessern sich im Dunkeln, wenn man sich ruhig verhält, ausruht oder sich im Bett aufsetzt; sie sind schlimmer bei Licht, Lärm und in kalter Luft.

▷ **Chamomilla** bei starker Schmerzempfindlichkeit; die Patientin ist untröstlich, fühlt sich tagsüber schläfrig und kann nachts nicht schlafen. Die Symptome verbessern sich bei Wärme und wenn man in einem Auto fährt; sie werden schlimmer, wenn man sich ärgert.

▷ **Gelsemium sempervirens** bei besorgter Vorahnung und Erschöpfung. Die Symptome verbessern sich nach dem Wasserlassen, wenn man geschwitzt hat, nach Bewegung oder wenn man sich hinlegt, dabei aber den Kopf hoch hält. Sie werden schlimmer nach emotionaler Erregung, wenn man raucht oder wenn man sich in feuchter Luft aufhält.

▷ **Ignatia amara** bei emotionaler Belastung; Seufzen, Nervosität, Nachwirkungen von Kummer. Die Symptome verbessern sich beim Schlucken, Essen und Wasserlassen; sie sind schlimmer bei emotionaler Erregung, bei Berührung, Sorge und wenn man raucht.

▷ **Lachesis mutus** bei Reizbarkeit. Die Symptome verbessern sich an der frischen Luft und nach heftigen Gefühlsausbrüchen; sie sind schlimmer während oder nach dem Schlafen, in warmen Räumen und im Sonnenlicht.

▷ **Nux vomica** bei Reizbarkeit, Verärgerung, Ungeduld; übermäßige Erregbarkeit und Empfindlichkeit; für zu kritische Menschen, die an allem etwas auszusetzen haben. Die Symptome verbessern sich nach einem kurzen Nickerchen und nach einem starken Gefühlsausbruch; sie sind schlimmer am frühen Morgen, wenn man einem Luftzug ausgesetzt ist, nach dem Genuß von Alkohol oder Kaffee oder nach leichten Verärgerungen.

▷ **Passiflora incarnata** zur Beruhigung des Nervensystems.

▷ **Sepia,** wenn man zu Depressionen neigt und sich am liebsten von allem und jedem zurückziehen möchte; kein Verlangen nach Sex; reizbar; Die Symptome verbessern sich nach kräftiger körperlicher Arbeit, wenn man die Beine übereinanderschlägt und nach dem Schlafen. Sie sind schlimmer, wenn man naß geworden ist, in kalter Luft, bei Verärgerung und vor der Periode.

▷ **Stramonium** bei Ärger und Reizbarkeit mit vielen Ängsten. Die Symptome verbessern sich in Licht und Wärme und verschlimmern sich in der Dunkelheit.

▷ **Viburnum opulus** bei Reizbarkeit und ruhelosem Schlaf. Die Symptome verbessern sich bei Ruhe, frischer Luft und durch Druck oder Massage. Sie sind schlimmer vor der Periode, bei Angst, Erschütterung oder in geschlossenen Räumen.

Emotionen

▷ **Chamomilla** bei Überempfindlichkeit gegenüber Schmerz, verbunden mit großer Reizbarkeit; die Patientin läßt sich kaum trösten; tagsüber ist man ständig müde und abends kann man nicht einschlafen. Die Symptome verbessern sich bei Hitze und wenn man in einem Wagen fährt; sie werden schlimmer, wenn man sich ärgert

▷ **Ignatia amara** bei emotionaler Belastung; Seufzen; Nervosität; Nachwirkungen von Kummer. Die Symptome scheinen sich beim Schlucken, Essen und beim Wasserlassen zu verbessern und werden schlimmer bei Berührung, Sorge, emotionaler Erregung und wenn man raucht.

▷ **Pulsatilla** für launische Menschen, für traurige Menschen, die unbedingt getröstet werden wollen; das Mittel hilft vor allem Patientinnen, die von wechselhaftem Charakter sind und zu Weinerlichkeit neigen.

▷ **Stramonium** bei Verärgerung, Reizbarkeit mit vielen Ängsten; Angst in der Nacht. Die Symptome verbessern sich in Licht und Wärme, sie werden schlimmer mit der Dunkelheit.

Energie

▷ **Bellis perennis** bei anhaltender Müdigkeit.

▷ **Calcarea carbonica** bei Ermüdung ohne erkennbare Ursache, Muskelschwäche, Frösteln.

▷ **Gelsemium sempervirens** bei Erschöpfung. Die Symptome verbessern sich nach dem Wasserlassen, wenn man geschwitzt hat, wenn man richtig durchgeschüttelt wird und wenn man sich zurücklegt, den Kopf dabei aber hoch hält. Sie werden schlimmer nach emotionaler Erregung, wenn man raucht oder wenn man sich in feuchter Umgebung aufhält.

Gedächtnis

▷ **Einzelne Heilmittel: Agnus castus, Anacardium, Argentum nitricum, Calcarea carbonica, Selenium, Sepia, Sulfur, Zincum metallicum.** Nehmen Sie immer nur eines dieser Mittel.

Gewichtskontrolle

Schlankere Frauen haben oft größere Probleme im Klimakterium als etwas rundlichere Frauen. Fettzellen produzieren Östrogen.

▷ **Einzelne Heilmittel: Ammonium bromatum, Fucus vesiculosus, Calcarea carbonica, Phytolacca, Thyreoidinum.**

Haarprobleme

▷ **Sepia** bei Haarausfall.

▷ **Lycopodium, Phosphoricum acidum, Secale cornutum, Sulfur acidum** für graues Haar. Verwenden Sie immer nur eines dieser Mittel.

Haut

▷ Bei Leberflecken („Altersflecken"): **Natrium hydrosulphuricum, Argentum nitricum, Caulophyllum, Lycopodium, Sepia, Carbo animalis, Corallium.** Nehmen Sie immer nur eines dieser Mittel.

▷ **Lycopodium** ist auch gut für trockene Haut.

▷ Weitere **einzelne Heilmittel** für trockene Haut: **Aconitum napellus, Arsenicum album, Belladonna, Graphites, Nux moschata, Plumbum metallicum, Psorinum.** Nehmen Sie immer nur eines dieser Mittel.

Herzklopfen

Bei Schwindel, Kurzatmigkeit oder Schmerzen, einen Arzt aufsuchen

Starkes Herzklopfen muß zwar nicht gefährlich sein, es ist jedoch sicherlich sehr beunruhigend. Meist wird es durch Hitzewallungen oder durch schwere körperliche Betätigung ausgelöst und verschwindet gewöhnlich auch bald wieder. Wenn Sie aber ein Schwindelgefühl empfinden, kurzatmig sind oder Schmerzen haben, sollten Sie unbedingt einen Arzt aufsuchen.

▷ **Einzelne Heilmittel** (nehmen Sie immer nur eines davon): **Amylium nitrosum, Calcarea arsenica, Lachesis, Sepia.**

Hitzewallungen und nächtliches Schwitzen

▷ **Sepia** hilft bei Hitzewallungen, nach denen Sie sich elend, schwach und depressiv fühlen.

▷ **Lachesis mutus** ist ein weiteres Mittel bei Hitzewallungen, vor allem wenn Sie das Gefühl haben, daß die Hitze vom Scheitel des Kopfes kommt. Die Symptome verbessern sich an der frischen Luft und nach Gefühlsausbrüchen; sie werden schlimmer vor und nach dem Schlafen, in warmer Luft und in der Sonne.

▷ **Pulsatilla** bei Hitzewallungen, die meistens in geschlossenen Räumen auftreten und die ein Gefühl des Fröstelns und der wilden Erregung zurücklassen.

▷ **Belladonna** hilft bei Hitzeempfindungen, die sich hauptsächlich auf das Gesicht konzentrieren; Sie fühlen sich gereizt und ruhelos; eventuell haben Sie auch starkes Herzklopfen.

▷ **Valeriana** hilft bei Hitzewallungen mit starkem Schwitzen, die hauptsächlich auf den Gesichtsbereich konzentriert sind.

▷ **Sanguinaria** ist ein weiteres Mittel für ein „heißes Gesicht", allerdings werden bei dieser Variante auch Ihre Hände und Füße plötzlich sehr heiß.

▷ **Ferrum metallicum** lindert plötzliche Hitzewallungen und Erschöpfung.

▷ Andere **Mittel bei Hitzewallungen: Amylium nitrosum, Sanguinaria, Cimicifuga racemosa, Aconitum napellus, Glo-**

noinum, Ignatia, Manganum aceticum, Sulfur, Sumbulus moschatus, Ustilago maydis. Verwenden Sie immer nur eines dieser Mittel.

▷ Bei Nachtschweiß, der ein Gefühl des Fröstelns und der Reizbarkeit hinterläßt, versuchen Sie **Nux vomica**.

▷ **Sulfur** eignet sich gut bei Nachtschweiß, der Sie sehr durstig macht und auf Hitze empfindlich reagieren läßt.

▷ Andere **einzelne Heilmittel bei Nachtschweiß: Populus tremuloides, Salvia, Pilocarpus microphyllus.**

▷ Wenn Sie stark schwitzen, versuchen Sie einmal **Lachesis** oder **Sepia** oder **Sulphuricum acidicum**. Das zuletzt genannte Mittel hilft besonders, wenn Sie nach der Hitzewallung zittern und wenn die Symptome nachts und nach körperlicher Betätigung schlimmer sind.

Inkontinenz

Blasenwand wird dünner

Nach der Menopause wird die Blasenwand dünner; viele Frauen verlieren deshalb gelegentlich ein paar Tropfen Urin, wenn sie kräftig lachen oder niesen oder bei anderen Betätigungen, die einen besonderen Druck auf die Blase ausüben. Wenn bei Ihnen dieses Problem etwas stärker ausgeprägt ist, könnten Sie eines der folgenden Mittel ausprobieren:

▷ **Pulsatilla** hilft, wenn Sie nicht sicher sind, ob Sie den Harn halten können oder nicht. Sie haben das Gefühl, im nächsten Moment Wasser lassen zu müssen, obwohl Ihre Blase nicht voll ist.

▷ **Zincum metallicum** bei chronischem „Tröpfeln“ oder leichter Inkontinenz.

Kopfschmerzen

Auch hier können Hormonschwankungen die Ursache sein. Einige Frauen, die ihr ganzes Leben kaum einmal Kopfschmerzen hatten, leiden jetzt im Klimakterium öfter darunter. Andere empfinden in dieser Zeit zum ersten Mal seit Jahren eine gewisse Linderung.

Hormonschwankungen als Ursache

▷ **Belladonna** bei berstenden Kopfschmerzen. Die Symptome verbessern sich im Dunkeln, bei Ruhe, wenn man sich ausruhen kann, wenn man sich aufsetzt; sie werden schlimmer bei Licht, Lärm und in kalter Luft.

▷ **Sepia** bei Kopfschmerzen, deren Symptome sich nach kräftiger körperlicher Betätigung, wenn man die Beine übereinanderschlägt und nach dem Schlafen verbessern. Die Symptome werden schlimmer, wenn man naß geworden ist, in kalter Luft, bei Verärgerung und vor der Periode.

▷ **Magnesium phosphoricum** bei Kopfschmerzen, die in dem Moment leichter werden, wo die Periode einsetzt; sie verbessern sich auch bei Wärme, Druck und wenn man sich zusammenkrümmt. Sie werden schlimmer in kalter Luft, während der Nacht, durch Berührung und bei Erschöpfung.

▷ **Einzelne Heilmittel** (nehmen Sie immer nur eines davon): **Amylium nitrosum, Cimicifuga racemosa, Cinchona officinalis, Cypripedium, Glonoinum, Sanguinaria, Sepia.**

Krampfadern

▷ **Einzelne Heilmittel: Calcarea fluorica, Carbo vegetabilis, Carduus marianus, Fluoricum acidum, Hamamelis virgi-**

nica, Lycopodium, Pulsatilla, Sepia, Staphysagria, Vipera, Zincum metallicum. Nehmen Sie immer nur eines dieser Mittel.

Menstruation und prämenstruelles Syndrom (PMS)

Unregelmäßige Perioden im Klimakterium

Im Klimakterium sind unregelmäßige Perioden völlig normal. Einmal kommt sie zu früh, dann wieder zu spät, einmal ist sie leicht, dann wieder sehr stark, manchmal gibt es eine kleine Schmierblutung beim Eisprung oder auch zu anderen Zeiten zwischen den Perioden. Wenn Ihre Blutungen doppelt so lange dauern wie gewöhnlich oder wenn die Schmierblutungen länger als zehn Tage anhalten, sollten Sie einen Homöopathen oder einen anderen Arzt Ihres Vertrauens aufsuchen.

▷ **Cimicifuga racemosa** bei schmerzhafter Menstruation mit Reizbarkeit, Erschöpfung mit übermäßiger Schmerzempfindlichkeit und allgemeinem Unwohlsein. Die Symptome verbessern sich an der frischen Luft, wenn man warm eingepackt ist und ständig in Bewegung bleibt; sie werden schlimmer, wenn sich die Periode verzögert, wenn man still sitzt und wenn man Alkohol trinkt.

▷ **Colocynthis** bei Schmerzen im Unterbauch, gewöhnlich auf der linken Seite; Krampfanfällen. Die Symptome verbessern sich, wenn die schmerzende Stelle fest gedrückt wird, wenn man sich krümmt oder wenn man sich ausruhen kann. Sie werden schlimmer mit emotionaler Erregung, Ärger, vor und nach dem Wasserlassen.

▷ **Magnesium phosphoricum** bei Bauchkrämpfen, meist rechtsseitig; Kopfschmerzen, Koliken. Die Symptome verbessern sich mit Beginn der Blutung, bei Wärme, wenn man Druck ausübt oder sich krümmt; sie werden schlimmer in kalter Luft, nachts, bei Berührung und wenn man erschöpft ist.

▷ **Borax** bei verfrühten Blutungen; Übelkeit, Kolik. Die Symptome verbessern sich um etwa 11 Uhr vormittags, wenn Druck ausgeübt wird und bei kaltem Wetter. Sie werden schlimmer bei Auf- und Abwärtsbewegungen und nach der Periode.

▷ **Lachesis mutus** bei starken Blutungen oder Sturzblutungen, die mit Blähungen und Reizbarkeit, ja sogar Wutausbrüchen verbunden sind. Die Blutung ist dickflüssig und dunkel. Die Symptome verbessern sich in der frischen Luft und nach emotionalen Ausbrüchen; sie werden schlimmer während oder nach dem Schlafen, bei Wärme und bei direkter Sonne.

▷ Bei Sturzblutungen hilft auch **Sepia,** besonders wenn die Perioden eng beieinander liegen und mit Blähungen, Verstopfung, Kopfschmerzen, Rückenschmerzen, einer Neigung zu Schwermut und Hitzewallungen verbunden sind. Die Symptome verbessern sich nach kräftiger körperlicher Betätigung, wenn man die Beine übereinanderschlägt und nach dem Schlafen. Sie werden schlimmer, wenn man naß geworden ist, wenn man sich ärgert und unmittelbar vor der Periode.

▷ **Natrium muriaticum** ist ebenfalls geeignet bei Sturzblutungen mit unregelmäßigen und verlängerten Perioden; typische Merkmale sind Weinerlichkeit, Erschöpfung, Kopfschmerzen, Wassereinlagerungen und starkes Verlangen nach Salzigem. Die Symptome verbessern sich an der frischen Luft, wenn man sich ausgeruht hat, wenn man geschwitzt hat, wenn man tief durchatmet oder wenn man zwischendurch eine Kleinigkeit ißt. Sie werden schlimmer zwischen 9 und 11 Uhr vormittags, in direkter Sonne oder wenn es sehr heiß ist.

▷ Für stärkere Blutungen helfen auch folgende Mittel: **Ipecacuanha** (hellroter, beständiger Blutungsfluß), **Belladonna** (hellroter Fluß mit Klümpchen, Kopfschmerzen), **Sabina** (Klümpchen, starke Krämpfe), **Sulfur** (mit starkem Schwitzen). Weitere einzelne Heilmittel sind: **Chamomilla, Trillium pendulum, Argentum metallicum, Cimicifuga racemosa, Plumbum metallicum, Sedum** und **Ustilago maydis.** Nehmen Sie immer nur eines dieser Mittel.

▷ **Ignatia amara** bei emotionaler Belastung, Seufzen, Nervosität, Nachwirkungen von Kummer. Die Symptome verbessern sich beim Schlucken, Essen und beim Wasserlassen; sie werden schlimmer bei emotionaler Erregung, Berührung, Sorge und wenn man raucht.

▷ **Lac caninum** bei schmerzhaft geschwollenen Brüsten. Die Symptome verbessern sich an der frischen Luft und nach kalten Getränken; sie werden schlimmer bei Berührung, Erschütterung, in kalter Luft, in Zugluft und nach dem Schlafen.

▷ **Pulsatilla** bei schweren, schmerzenden Beinen vor der Periode. Dieses Mittel scheint ganz besonders Patientinnen zu helfen, die von ihrem Charakter her wechselhaft sind und zur Weinerlichkeit neigen.

Myome

Myome sind gutartige Tumore, die unterschiedlich groß werden können. Das Klimakterium „heilt“ diese Myome gewöhnlich: Nach Ende der Menopause verschwinden sie einfach. Diese spontane Heilung tritt jedoch unter Umständen nicht ein, wenn Sie sich einer Hormonersatztherapie unterziehen. Wenn Ihr Myom so groß ist, daß es Ihnen Probleme bereitet, dann können Sie eines der folgenden Mittel ausprobieren:

Myome verschwinden nach der Menopause

▷ **Einzelne Heilmittel,** die Myome zum Schrumpfen bringen (nehmen Sie immer nur eines davon): **Calcarea iodata, Calcarea sulphurica, Kalium hydriodicum, Silicea.**

Scheidenentzündung, Ausfluß und Pilzerkrankungen

In der Menopause neigen viele Frauen zu Scheidenentzündungen, weil der Körper weniger von den Hormonen produziert, die normalerweise für die gesunde Beschaffenheit des Vaginalgewebes sorgen. Nehmen Sie das homöopathische Heilmittel Ihrer Wahl ein- bis dreimal täglich drei Tage lang oder maximal so lange, bis sich Ihre Symptome verändern. Dann sollte Ihr Körper selbst damit fertig werden. Wenn sich innerhalb dieser Zeit keine Verbesserung einstellt, nehmen Sie zwei Tage lang nichts, bevor Sie ein anderes Mittel versuchen.

Eingeschränkte Hormonproduktion

▷ **Hydrastis canadensis** Bei Ausfluß und Juckreiz, wirkt reinigend. Die Symptome verbessern sich, wenn Druck ausgeübt wird; sie werden schlimmer in kalter, trockener Luft.

▷ **Pulsatilla** bei weißem Ausfluß von milchiger oder cremiger Konsistenz, der aber nicht unbedingt Juckreiz auslöst. Der Ausfluß verstärkt sich im Liegen.

▷ **Calcarea carbonica** bei weißem oder gelbem Ausfluß, der starken Juckreiz hervorruft. Die Ausscheidungen treten stoßartig auf.

- ▷ **Graphites** bei dünnem, weißem Ausfluß, der in großen Mengen periodisch austritt. Ziehen im Rücken, Bauchdecke ist gespannt und hart. Beim Gehen verstärkt sich der Ausfluß. Schlimmer am Morgen.

- ▷ **Sepia** bei gelblichem oder grünlichem Ausfluß, der sich beim Gehen und am Morgen noch verstärkt. Unangenehmer Geruch. Druck im Beckenbereich. Verschlimmerung der Symptome zwischen den Perioden und unmittelbar vor dem Einsetzen der Blutung.

- ▷ **Kreosotum:** Versuchen Sie dieses Heilmittel, wenn der Ausfluß Juckreiz, Brennen, Schwellung, Rötung und ein Gefühl des Wundseins bewirkt. Der unangenehme Geruch des Ausflusses verstärkt sich beim Stehen und am Morgen. Die Symptome bessern sich durch Wärme, wenn man etwas Heißes ißt und wenn man sich bewegt; sie werden schlimmer durch Kälte, Unbeweglichkeit und während der Periode.

- ▷ **Nitricum acidum:** Der Ausfluß ist grünlich, braun oder fleischfarben, wäßrig oder zähflüssig, scharf und brennend mit einem unangenehmen Geruch; schlimmer nach der Periode.

- ▷ **Borax:** Der Ausfluß sieht aus wie Eiweiß oder ist dickflüssig und cremig, mit oder ohne Juckreiz. Gefühl der Wärme. Zwischen den Perioden schlimmer. Auf- oder Abwärtsbewegung, wie etwa beim Aufstehen aus dem Sitzen, wird als unangenehm empfunden. Empfindlich auf plötzlichen Lärm. Die Symptome verbessern sich nach 11 Uhr nachts, durch Druck oder bei kaltem Wetter.

- ▷ Weitere **einzelne Heilmittel für Scheidenentzündung: Aconitum napellus, Apis mellifica, Belladonna, Cantharis, Croton tiglium, Helonias-Chamaelirium, Hydrastis, Sepia.**

▷ **Einzelne Heilmittel für Ausfluß: Calcarea carbonica, Natrium muriaticum.**

Scheidentrockenheit

Für die einen kommt dieses Symptom als Segen (durch die Trockenheit in der Scheide wird der Geschlechtsverkehr oft schmerzhaft, und so hat man eine berechtigte Entschuldigung, um „nein" zu sagen), für die anderen ist die trockene Vagina ein Fluch, der sie verkrampft und alles verdirbt.

Folgende Mittel helfen Ihnen in jedem Fall, das Problem in den Griff zu bekommen:

▷ **Belladonna** bei einer schmerzhaft trockenen und extrem empfindlichen Vagina.

▷ **Bryonia** hilft den Frauen, die sich rundum trocken fühlen; nicht nur die Vagina, auch der Stuhl ist trocken.

▷ **Lycopodium** für trockene Haut, trockene Vagina und ganz allgemein zur Steigerung des Selbstvertrauens.

▷ Weitere **einzelne Heilmittel: Aconitum napellus, Apis mellifica, Ferrum phosphoricum, Hydrophobinum, Natrium muriaticum, Spiranthes.** Nehmen Sie immer nur eines dieser Mittel.

Schlaflosigkeit

▷ **Aconitum napellus** bei physischer und mentaler Ruhelosigkeit; man kann nicht schlafen, dreht und wendet sich im Bett und hat Alpträume; auch für die Nachwirkungen eines großen Schreckens. Die Symptome sind nachts schlimmer, sie verbessern sich, wenn man geschwitzt hat.

▷ **Belladonna** bei Schlafstörungen, Erregbarkeit, Ruhelosigkeit und mentaler Hyperaktivität.

▷ **Chamomilla** bei übermäßiger Schmerzempfindlichkeit mit Reizbarkeit; die Patientin läßt sich kaum trösten; tagsüber ist sie schläfrig, und abends kann sie nicht einschlafen. Die Symptome verbessern sich bei Wärme und wenn man in einem Wagen fährt; sie werden schlimmer, wenn man sich ärgert.

▷ **Passiflora incarnata** beruhigt und entspannt das Nervensystem, auch bei Schlaflosigkeit.

▷ **Viburnum opulus** bei ruhelosem Schlaf. Die Symptome verbessern sich, wenn man sich ausruhen kann, wenn Druck ausgeübt wird und bei frischer Luft; sie werden schlimmer vor der Periode, wenn man sich erschreckt, bei Erschütterungen und in geschlossenen Räumen.

▷ Weitere **einzelne Heilmittel: Absinthium, Aconitum napellus, Anacardium, Arsenicum album, Avena sativa, Belladonna, Calcarea carbonica, Camphora, Chamomilla.** Nehmen Sie immer nur eines dieser Mittel.

Verstopfung

▷ **Sepia** hilft bei Verstopfungsbeschwerden, die sich verbessern, wenn man sich körperlich richtig verausgabt hat oder die Beine übereinanderschlägt, und bei Verdauungsproblemen vor oder nach der Periode.

▷ Weitere **einzelne Heilmittel: Hydrastis, Magnesium muriaticum, Magnesium phosphoricum, Iris versicolor.**

6 Homöopathie – Notizen

Homöopathische Heilmittel entfalten ihre Wirkung am besten, wenn sie in der nachfolgend beschriebenen Weise verwendet werden. Die Heilmittel sind entweder in der Form von winzigen Kügelchen oder als flüssige Zubereitung erhältlich. Die Kügelchen läßt man unter der Zunge zergehen. Die flüssigen Medikamente nimmt man entweder unverdünnt, ebenfalls unter die Zunge, oder mit etwas Wasser, das man vor dem Schlucken eine Zeitlang im Mund behält.

▷ Wenn nicht anders verordnet, sollte man homöopathische Heilmittel nicht gleichzeitig mit oder unmittelbar vor oder nach einer Mahlzeit oder einem Getränk einnehmen.

▷ Auch das Zähneputzen sollte man unmittelbar vor oder nach der Einnahme eines homöopathischen Mittels unterlassen (15 bis 30 Minuten abwarten!). Verschiedene Zahnpasten enthalten nämlich Pfefferminzzusätze, die die Wirksamkeit einiger Mittel aufheben können.

Zahnpasten können Wirksamkeit aufheben

▷ Wenn Sie ein homöopathisches Mittel einnehmen, sollten Sie keinen Tabakgeschmack im Mund haben; auch starke Gewürze sollten Sie nicht gerade gegessen haben.

▷ Am besten verzichten Sie ganz auf Kaffee, Tabak und Pfefferminze, solange Sie homöopathische Mittel einnehmen.

▷ Die Kügelchen sollten nach Möglichkeit nicht in die Hand genommen werden, sondern unmittelbar von einem Löffel oder Ähnlichem aufgenommen werden.

▷ Versuchen Sie nicht, verschiedene einzelnen Heilmittel zu kombinieren, um Ihr eigenes homöopathisches Komplexmittel herzustellen. Einige Heilmittel heben sich gegenseitig in ihrer Wirksamkeit auf.

▷ Einzelne Heilmittel werden gewöhnlich alle drei bis sechs Stunden für den akuten Bedarf eingenommen. Wenn sich eindeutig eine Besserung abzeichnet, können Sie das Mittel absetzen. Der Körper wird dann selbst mit der Erkrankung fertig. Nehmen Sie das Mittel auch weiter, wenn die Symptome schlimmer werden: Diese Erstverschlimmerung bedeutet, daß das Mittel greift, und ist als „Heilungskrise" bekannt. Innerhalb von einem oder zwei Tagen sollte eine Besserung eintreten. Wenn allerdings innerhalb einiger Tage oder bis zu einer Woche keine Besserung eintritt, setzen Sie dieses spezielle Mittel ab, warten Sie ein paar Tage und versuchen Sie dann ein anderes Heilmittel oder fragen Sie Ihren homöopathischen Arzt. Ein Heilmittel ist niemals gesundheitsschädlich; wenn es Ihnen aber nicht hilft, müssen Sie etwas anderes suchen.

Erstverschlimmerung bedeutet, daß das Mittel greift

▷ Komplexmittel sollten gemäß den Anweisungen auf dem Beipackzettel genommen werden.

▷ Homöopathische Heilmittel müssen kühl, und relativ dunkel aufbewahrt werden; sie dürfen nicht in der Nähe von stark riechenden Substanzen gelagert werden.

Wo Sie homöopathische Heilmittel und Informationsmaterial über Homöopathie bekommen

Ihre Apotheke hält eine Auswahl homöopathischer Heilmittel für Sie bereit. Im folgenden finden Sie einige zusätzliche Quellen für den Fall, daß Sie an Ihrem Wohnort nicht finden, was Sie suchen. Fragen Sie auch in der örtlichen Bibliothek nach den entsprechenden Verzeichnissen.

Arthur Lutze Gesellschaft zur Förderung der Homöopathie und Naturheilkunde
c/o Arne Krüger, Mohringer Allee 88, 12347 Berlin

August-Weihe-Institut für homöopathische Medizin e.V.
Benekestraße 11, 32756 Detmold

Bundesverband Patienten für Homöopathie e.V.
Postfach 13 04, 52113 Herzogenrath

Deutscher Zentralverein homöopathischer Ärzte (DZVHÄ) e.V.
c/o Dr. H. Kuhn, Alte Steige 3, 72213 Altensteig

Samuel Hahnemann Gesellschaft für Lebenshilfe und Gesundheit
Postfach 60 04 11, 44844 Bochum

Stiftung Homöopathie
Alte Gladbacher Str. 274d, 47804 Krefeld

7 Richtige Ernährung in den Wechseljahren

Hört nun, welch große Wohltat eine gemäßigte Ernährung mit sich bringt.
Zu allererst schenkt sie Euch gute Gesundheit.
Horaz, 65 v.Chr.

Vergessen Sie Ihre Diamanten. Granatäpfel und Datteln sind viel besser für Sie. Seit Menschengedenken werden diese beiden Früchte den Frauen empfohlen; sie enthalten pflanzliche Steroide und Flavonoide, die reich sind an Östrogenvorstufen, den sogenannten **„Phytoöstrogenen".** Darmbakterien formen diese Bestandteile in Sexualhormone um, die der Körper dann verwenden kann.

Darmbakterien formen Östrogenvorstufen in Sexualhormone um

Britische Forscher haben in einer Untersuchungsreihe mit Frauen in der Menopause folgendes herausgefunden: Wenn der tägliche Kalorienbedarf zwei Wochen lang zu zehn Prozent durch Nahrungsmittel abgedeckt wird, die reich an Phytoöstrogenen sind (in diesem Fall wurden Sojamehl und Leinsamen verwendet), erhöht sich der Östrogenspiegel im Körper um 40 %.

Das soll nicht heißen, daß Sie sich einzig und allein von Granatäpfeln, Datteln, Sojamehl und Leinsamen ernähren müssen. Auch viele andere Nahrungsmittel des täglichen Speiseplans enthalten Phytoöstrogene, die den Östrogen- oder Progesteronspiegel entweder heben oder senken. Wenn Sie diese Nahrungsmittel wohlüberlegt in Ihren Ernährungsplan einbauen, wird vielleicht auch Ihre Menopause angenehmer verlaufen.

Auch in anderer Hinsicht ist die richtige Ernährung wichtig. Man weiß, daß verschiedene Arten von Nahrungsmitteln die Stimmung und das Befinden beeinflussen, je nachdem welche Neurotransmitter sie enthalten, bzw. welche der Körper auf ihre Anregung hin produziert. So kann ein Essen, das viele Kohlenhydrate enthält, oder Nahrungsmittel, die die Aminosäure Tryptophan beinhalten, äußerst entspannend wirken und Sie sogar direkt schläfrig machen. Wenn Sie rauchen oder übermäßig viel Kaffee oder Alkohol zu sich nehmen, bedeutet das für Ihren Körper eine erhöhte Belastung, und Sie riskieren damit auch gewisse gesundheitliche Probleme. Noch viel gravierender wird die Situation freilich, wenn Ihre Tagesform von der Einnahme von Drogen und Medikamenten abhängt. Ihre Ernährung und Ihre Lebensweise sind prägend für Ihre Persönlichkeit.

Sie entscheiden, was Sie essen und wie Sie leben wollen

Sie haben die Möglichkeit, zu entscheiden, was Sie essen und wie Sie leben wollen, und damit steht es auch in Ihrer Macht, auf einer sehr grundlegenden physischen Ebene zu entscheiden, was für ein Mensch Sie sein wollen. Einmal mehr wird uns klar, daß nur wir selbst verantwortlich sind für unsere Gesundheit und unseren Körper. Nicht die Ärzte, nur wir selbst haben diese Macht – und es ist nicht eine Frage des Schicksals, einer momentanen Laune, des Appetits oder des Alters. Die folgenden Informationen helfen Ihnen vielleicht, von dieser Macht richtigen Gebrauch zu machen.

Nahrungsmittel, die die Östrogenproduktion anregen oder einschränken

Nahrungsmittel, die die Östrogenproduktion erhöhen

Folgende Nahrungsmittel eignen sich zur vorbeugenden und heilenden Behandlung von Osteoporose und anderen typischen Symptomen der Menopause. Sie sollten täglich einige davon essen. Man geht davon aus, daß der tägliche Genuß dieser Nahrungsmittel, die reich an Phytoöstrogenen sind, das Risiko von Krebserkrankungen der Fortpflanzungsorgane und von Herzerkrankungen verringert:

- Tierfleisch
- Molkereiprodukte
- Eier
- Äpfel, Kirschen, Granatäpfel, Datteln
- Kartoffeln
- Hafer und andere Getreidekörner (außer Roggen, Hirse, Mais, Buchweizen, weißem Mehl, weißem Reis)
- Yamswurzel
- Sojabohnen
- Auberginen
- Knoblauch
- Tomaten
- Karotten
- Paprikaschoten
- Oliven

Sie sollten allerdings diese Art von Nahrungsmitteln weitgehend vermeiden, wenn Sie gerade wegen Brustkrebs, PMS, eines Myoms, einer Eierstockzyste oder wegen anderer Erkrankungen in Behandlung sind, die durch Östrogen noch verschlimmert werden können. In diesen Fällen sollten Sie sich mehr auf die Nahrungsmittel beschränken, die den Östrogenspiegel senken.

Nahrungsmittel, die den Östrogenspiegel senken

Verwenden Sie weitgehend diese Nahrungsmittel, wenn Sie Ihre Östrogenwerte reduzieren wollen – also wenn Sie zum Beispiel gerade wegen Brustkrebs, PMS, Eierstockzysten oder Myomen behandelt werden.

- Zitrusfrüchte, Trauben, Ananas, Birnen, die meisten Beeren, Feigen, die meisten Früchte (außer Äpfeln, Kirschen, Datteln, Granatäpfeln)
- Kohlgewächse (Kohl, Brokkoli etc.)
- Die meisten Gemüsesorten (außer denjenigen, die die Östrogenproduktion anregen)

- Grüne Bohnen oder Erbsen
- Melonen
- Kürbis
- Zwiebeln
- Weißer Reis
- Weißes Mehl
- Hirse
- Buchweizen
- Mais
- Tapioka

Abnehmen

Suppen als Vorspeisen

Eine Untersuchungsreihe an der Universität von Pennsylvania hat ergeben, daß das Essen einer Suppe zu Beginn einer Mahlzeit die Nahrungsaufnahme verlangsamt und den Magen füllt. Dem Gehirn wird gemeldet, daß der Hunger gestillt ist. Sie verderben sich natürlich selbst diese Wirkung, wenn Sie reichhaltige Cremesuppen essen. Zwar verlangsamen solche Suppen sicherlich auch Ihre Nahrungsaufnahme, aber sie sind aufgrund ihres Fett- und Kaloriengehalts zum Abnehmen nicht gerade geeignet. Versuchen Sie doch lieber einmal die Gemüsesuppe, die im Abschnitt „Arthritis" beschrieben ist.

Essen Sie nach der Suppe noch einen großen gemischten Salat, der fettfrei oder eventuell nur mit etwas Zitronensaft angemacht ist. Sie essen auf diese Weise weniger und werden trotzdem satt.

Langsam essen heißt weniger essen

Schon allein, wenn Sie sich Zeit nehmen, langsam zu essen, werden Sie weniger essen. Zwischen der tatsächlichen Füllung des Magens und der Freisetzung eines gewissen chemischen Stoffes, der diese Sättigung an das Gehirn weitermeldet, vergehen etwa 15 Minuten. Nützen Sie diese Zeitverschiebung aus und hören Sie mit dem Essen auf, wenn Sie noch ein kleines bißchen hungrig sind. Warten Sie 15 Minuten, und Sie werden sehen, daß Sie dann die kalorienreiche Nachspeise gar nicht mehr schaffen.

Schalten Sie den Fernseher ab und bewegen Sie sich

Die einfachste Art abzunehmen besteht vielleicht darin, weniger fernzusehen. Menschen, die drei bis vier oder mehr Stunden täglich fernsehen, haben nicht nur höhere Cholesterinwerte, sondern auch größere Gewichtsprobleme. Das liegt entweder an der mangelnden Bewegung oder an den fetthaltigen Knabbersachen, die während des Fernsehens verzehrt werden, vielleicht aber auch an beidem. Versuchen Sie doch einmal, wenigstens eine halbe Stunde weniger pro Tag fernzusehen und machen Sie statt dessen einen Spaziergang!

Essen Sie ballaststoffreiche Kost

Ballaststoffe sättigen und fördern die Verdauung; sie vermitteln Ihnen schneller das Gefühl der Sättigung. Ballaststoffe müssen ausgiebig gekaut werden, damit verlangsamt sich die Nahrungsaufnahme. Es ist viel schwieriger, eine Portion Rohkost hinunterzuschlingen als zum Beispiel einen Big Mac und eine Portion Pommes frites.

Ballaststoffe beseitigen Verstopfungsprobleme

Ballaststoffe beseitigen Verstopfungsprobleme, sie befördern Schlacken, Giftstoffe und auch einige der Fette, die sich in der Nahrung befinden, rasch durch den Verdauungstrakt und bewirken ihre Ausscheidung. Wenn Sie regelmäßig Ballaststoffe essen, fühlen Sie sich gesättigt und haben keinen Hunger auf fettige Speisen; Ihr Wohlbefinden steigt, und Sie nehmen ab.

Ballaststoffe sind enthalten in **Vollkornprodukten, nicht veredeltem Hafer** und **Weizen, Kleie, Obst, Gemüse, Samen** einschließlich **Psylliumsamen und -hülsen und Leinsamen, Guar-Harz, Seetang** und **Meerespflanzen.**

Vermeiden Sie Fett

Versuchen Sie, Ihre Tagesration an Fetten jeder Art (einschließlich Öl) zwischen 10 und 30 g zu halten. Es gibt viele Bücher, die Ihnen genau sagen, wieviel Fett in den Nahrungsmitteln enthalten ist. Vor allem sollten Sie natürlich, wie weiter unten beschrieben, trans-Fettsäuren meiden.

Nahrungsmittel, die fettabbauend wirken

Schon angesetztes Fett kann abgebaut und entfernt werden, wenn Sie in Ihren Speiseplan auch einige Nahrungsmittel aufnehmen, die die Aminosäure **Tyramin** enthalten. Diese Aminosäure setzt Noradrenalin frei, das wiederum dem Körper signalisiert, daß Fett gelöst und ausgespült werden soll. Der Körper braucht nur ganz wenig von dieser Säure bei jeder Mahlzeit. *Vorsicht:* Wenn Sie zu Migräne neigen oder Medikamente gegen Depressionen oder Blutdruckmedikamente nehmen, dann kann Tyramin problematisch sein. Beobachten Sie genau Ihre Reaktionen, wenn Sie diese Nahrungsmittel zu sich nehmen.

▷ Nahrungsmittel, die Tyramin enthalten: **Avocado, Bananen, alter Käse, Auberginen, Zitronen, Kartoffeln, Ananas, Pflaumen, Mandarinen, Tomaten** und **Apfelweinessig**. Apfelweinessig können Sie folgendermaßen verwenden: Verrühren Sie ein bis zwei Eßlöffel in einem Glas Wasser und trinken Sie dieses vor oder nach jeder Mahlzeit. Sie fördern damit die Verdauung. Sie können dem Essiggetränk auch einen Löffel voll Honig zugeben. Oder Sie verwenden Apfelweinessig zusammen mit Öl und Gewürzen als Salatsauce. Es sollte aber reiner Apfelweinessig sein und nicht nur eine Mischung mit Apfelweingeschmack.

Keine Modediäten oder Diätpillen

Weitere Nahrungsmittel, die das Abnehmen erleichtern

Folgende Nahrungsmittel bekämpfen Fettablagerungen auf verschiedene Arten. Essen Sie mehrere davon täglich, und Ihre Fettpölsterchen werden verschwinden. Sie brauchen keine Modediäten oder teuren Diätpillen. Es ist nicht einmal allzu viel Willenskraft dafür nötig.

▷ **Äpfel, Spargel** (gekocht oder blanchiert), **Rote Bete** (roh und gewürfelt im Salat oder gekocht), **Kohl** (roh oder leicht gegart), **Karotten** (roh), **Sellerie** (roh), **Zitrusfrüchte, Pektin** (als Zusatz oder in Äpfeln), **Gurken, Auberginen** (leicht gegart), **Pflanzenöle** (am besten kalt gepreßt, einen Eßlöffel täglich), **Sojabohnen** (gut gekocht, schmeckt gut im Salat), **Tomaten, Wassermelone**.

Arthritis und Gelenkprobleme

Sind Kartoffeln schuld?

Bei Gelenkproblemen ist in einigen Fällen eine Linderung beobachtet worden, wenn der Patient ganz auf Kartoffeln, Paprikaschoten, Auberginen und Tomaten verzichtet – alle diese Gemüsesorten gehören der Familie der **Nachtschattengewächse** an. Wenn Sie herausfinden wollen, ob sie auch Ihnen schaden, essen Sie zwei Wochen lang keine dieser Gemüsesorten und fangen Sie dann langsam an, eine Sorte nach der anderen wieder in Ihren Speiseplan einzubauen. Beobachten Sie sich genau. Manchmal ergibt sich erst Tage, nachdem Sie das entsprechende Gemüse gegessen haben, eine Reaktion. Lesen Sie auch immer genau, was auf den Etiketten der Nahrungsmittel steht. Sie werden überrascht sein, wie viele Nahrungsmittel Tomaten in irgendeiner Form enthalten. Auch Kartoffelstärke ist sozusagen allgegenwärtig.

Versüßt Zucker wirklich das Leben?

Arthritis oder Gelenkprobleme

Bei einigen Menschen können Arthritis oder Gelenkprobleme auch durch Zucker verschlimmert werden. Nehmen Sie eine Zeitlang keinen Zucker mehr und warten Sie ab, wie Ihr Körper reagiert.

Gemüsesuppe als Retter in der Not

Bei Gelenkproblemen hilft es oft, einige Tage lang einmal täglich eine Gemüsesuppe zu essen. Kochen Sie Sellerie, grüne

Gemüsesuppe neutralisiert

Bohnen, Petersilie, Zucchini und andere Gemüsesorten, die keine Stärke enthalten, in Wasser weich, pürieren Sie das Gemüse und trinken Sie die Suppe. Eine solche Suppe neutralisiert Säuren, ist reich an Kalium und hilft dem Körper, Giftstoffe auszuscheiden. Sie wird vor allem Menschen gut tun, die viel Fleisch essen.

Wenn Sie sich zu einem solchen mehrtägigen Diätplan entschließen, dann sollten Sie versuchen, Tage auszuwählen, an denen Sie relativ wenig zu tun haben. Ihr Körper sollte so viel wie nur möglich ruhen können, so daß er genügend Energie zur Verfügung hat, um die Giftstoffe auszuscheiden und die Heilung voranzutreiben. Trinken Sie an diesen Tagen auch sehr viel Wasser, um die Giftstoffe auszuspülen.

Sie müssen auch damit rechnen, daß die Giftstoffe, die nun dem Körper entzogen werden, unter Umständen seit Jahren im Gewebe oder in den Gelenken angestaut waren; Es kann also gut sein, daß Sie sich nicht besonders wohl fühlen, solange der Körper entgiftet wird. Haben Sie Geduld mit sich und Ihrem Körper, dann wird es Ihnen bald wieder besser gehen.

Sie sollten mit dieser Suppe nur eine Mahlzeit am Tag ersetzen und zu den übrigen Mahlzeiten ganz normal essen.

Vorsicht: Wenn Sie jede Mahlzeit durch eine solche Suppe ersetzen, dann dürfen Sie diese Diät nicht länger als drei bis höchstens sieben Tage durchführen. Eventuell können Sie eine solche Diät mehrmals im Jahr für ein paar Tage oder sogar einmal im Monat einhalten. Eine Entgiftung des Körpers ist gut und notwendig, Sie können aber nicht von einer solchen Suppe allein leben. Ihr Körper braucht mehr Nährstoffe, um gesund zu bleiben. Wenn Sie eine mehrtägige Gemüsesuppendiät eingehalten haben, dürfen Sie nicht gleich im Anschluß wieder „normal" essen und sich als erstes auf ein siebengängiges Menü stürzen. Ein solcher Schock würde Ihrem Körper nur schaden. Fangen Sie langsam und gemächlich wieder mit normalem Essen an. Beobachten Sie Ihren Körper. Er sagt Ihnen, was er braucht, um fit zu bleiben

Falten

Falten bekommen Sie, wenn Sie rauchen oder wenn Sie überhaupt kein Fett mehr zu sich nehmen. Falten bekommen Sie, wenn Sie nicht täglich sechs bis acht Gläser Wasser, Säfte oder Tee zu sich nehmen; Falten bekommen Sie, wenn Sie sich nicht vernünftig ernähren (siehe Kapitel 8), wenn Sie nicht genügend Vitamin A und C und Zink zu sich nehmen. Falten bekommen Sie aber sicherlich auch, wenn Sie sich eben darüber zuviel Sorgen machen oder wenn Sie glauben, Sie seien schon über den Berg.

Faltenbildung durch Rauchen

Herz

Meiden Sie den Fernsehsessel und die Kartoffelchips

In einer Untersuchungsreihe wurde herausgefunden, daß Leute, die drei oder mehr Stunden täglich fernsehen, doppelt so häufig erhöhte Cholesterinwerte haben als solche, die nur selten fernsehen. Man ist sich nicht einig darüber, ob dies auf den Mangel an Bewegung oder auf den Verzehr von stark fetthaltigen Knabbersachen zurückzuführen ist.

Meiden Sie trans-Fettsäuren

Trans-Fettsäuren entstehen, wenn Öle gehärtet oder ranzig werden. Bei der Hydrierung werden flüssige Öle bei Raumtemperatur fest oder halbfest. Diese Art von Fett ist in Margarine, anderem Pflanzenfett und in den meisten kommerziell produzierten Snacks und Nachspeisen enthalten. Man hat inzwischen herausgefunden, daß diese trans-Fettsäuren zwar ungesättigt sind, aber dennoch wie die gesättigten Fettsäuren den Cholesterinspiegel und damit das Risiko eines Herzinfarkts erhöhen. Da dieses Risiko bei Frauen nach der Menopause ohnehin größer ist, sollten Sie trans-Fettsäuren in Ihrer Ernährung weitgehend vermeiden. Gesättigte Fettsäuren haben Sie sicher sowieso schon längst aus Ihrem Ernährungsplan gestrichen.

Denken Sie an Ihr Herz und essen Sie gesund

Eine ausgewogene und gesunde Ernährung tut auch Ihrem Herzen gut. **Vollkornprodukte, frisches Obst, Gemüse** und **magere Molkereiprodukte, Fisch, Geflügel** ohne Haut, **Nüsse** und **Samen.** All dies sollte aus biologischem Anbau stammen. Nahrungsmittel aus biologischem Anbau sind zwar teurer als „reguläre" Ware aus dem Supermarkt, sie sind aber im Endeffekt wesentlich billiger als teure Medikamente und Arztrechnungen, und sie schmecken auch einfach besser.

Hitzewallungen

Vollkornkost ist besser

Weißes Mehl und weißer Zucker und alles, was daraus gemacht ist, sollte aus Ihrer Küche verschwinden. Verwenden Sie nur Vollkornprodukte und nicht die entkeimte Variante. Verwenden Sie nur braunen, nicht weißen Reis und versuchen Sie auch einmal andere Vollkornarten, wie Roggen, Buchweizen, Hirse oder Gerste.

Vollkornprodukte enthalten Vitamine und Mineralien

Warum das alles? Vollkornprodukte enthalten Vitamine und Mineralien, die bei der sogenannten Veredelung zerstört werden. Ihr Körper ist während des Klimakteriums großen Belastungen ausgesetzt und braucht jetzt nicht nur die üblichen Zusätze an Nährstoffen, sondern weitaus mehr davon als bisher. Wenn Sie diese Bedürfnisse decken können, wird für Sie die Menopause unproblematisch verlaufen.

Wie schon in dem Kapitel über Vitamine erwähnt, kann **Vitamin E** Hitzewallungen lindern. Vitamin E ist eines jener Nährstoffe, die bei der Veredelung des Korns abgebaut werden.

Vermutlich reicht das Vitamin E, das in Ihrer Ernährung enthalten ist, nicht aus, um die Hitzewallungen zu dämpfen, aber warum sollten Sie sich selbst schaden und Ihre tägliche Kalorienration mit Nahrungsmitteln verschwenden, die keine stärkenden Kräfte mehr enthalten. Außerdem ist erwiesen, daß Nährstoffe, die in natürlicher Form in Vollkornprodukten vorkommen, für den Körper wirksamer sind als die einzelnen Nahrungsmittelzusätze. Nehmen Sie ruhig Zusätze, aber nur als unterstützende Maßnahme, zusätzlich zu einer sinnvollen Ernährung und nicht als Ersatz dafür.

Nährstoffe wirksamer als Nahrungsmittelzusätze

Schränken Sie Ihren Koffeingenuß ein

Koffein ist in Kaffee, schwarzem Tee, Cola und Schokolade enthalten. Es kann Hitzewallungen verschlimmern, weil es, ebenso wie die Verringerung des Östrogengehalts, das Vasodilatationssystem durcheinanderbringt.

Sie können sich den Kaffee abgewöhnen, auch wenn Sie vielleicht ein paar Tage lang Entzugserscheinungen haben werden. Steigen Sie auf Kräutertees um. In Ihrem Reformhaus gibt es so viele davon, daß allein schon das Ausprobieren zum Abenteuer wird. Es gibt Kräutertees für jeden Geschmack. Fangen Sie vielleicht am besten mit Ginseng oder Yerba Mate Tee an, wenn Sie sich den Kaffee abgewöhnen möchten. Und essen Sie anstelle von Schokolade Karob (Johannisbrot). In pulverisierter Form können Sie Karob wie Kakao verwenden. Es enthält natürlichen Fruchtzucker, so daß Sie weniger Süßungsmittel brauchen. Karob ist auch als „Schokoladen"-Riegel erhältlich; es gibt auch Getränkemischungen auf Tofu- oder Milchbasis, Bonbons und Kekse mit Karob.

Osteoporose

Essen Sie Bor

Bor ist ein Spurenelement, das die Absorption und Verwertung von Kalzium begünstigt. Es ist auch nachgewiesen worden, daß Bor den Östrogengehalt im Blut bei Frauen nach der Menopause um 50 % erhöht. Bor hat auch schon zur Heilung von bestehender Osteoporose beigetragen. Essen Sie also Bor! Sie finden es in **Blattgemüse, Nüssen, Birnen, Äpfeln** und **Trauben.** Auch in **Körnern, Fleisch, Fisch** und **Molkereiprodukten** sind Spuren von Bor enthalten. Man braucht nur etwa 3 mg Bor pro Tag. Trotzdem müssen Sie eventuell dieses Mineral als Nahrungsmittelzusatz nehmen, um auch wirklich genug davon zu erhalten.

Kalzium nicht vergessen

Joghurt, Milch und **Käse** der Magerstufe oder zumindest mit nur wenig Fett versorgen Ihren Organismus mit Kalzium. 240 ml **Milch** enthalten 300 mg Kalzium bzw. ein Drittel des Tagesbedarfs. Molkereiprodukte sind aber für einige Menschen unbekömmlich, selbst wenn sie Laktose vertragen. Was kann man also tun?

Kein Problem. Essen Sie täglich einige der folgenden Nahrungsmittel, und Sie versorgen Ihren Körper ausreichend mit Kalzium:

Sonnenblumenkerne, Sesamsamen, Tofu, der mit Kalziumchlorid hergestellt wurde (lesen Sie auf dem Etikett nach!), Sojabohnen und andere **Sojaprodukte, Brokkoli, Maisfladen, grünes Blattgemüse** wie **Kohl, Senf** oder die Blätter von **Weißen Rüben**. Eine Tasse Kohl enthält mehr Kalzium als eine Tasse Milch. Nur die wenigsten Menschen werden allerdings drei Tassen Kohl am Tag essen, um ihren Kalziumbedarf zu decken! Die meisten Frauen werden etwa 800 bis 1000 mg Kalziumzusätze täglich nehmen müssen, zusammen mit Magnesium, Vitamin D, Zink und Bor (sie alle fördern die Verwertung von Kalzium).

Ein hoher Anteil an tierischem Eiweiß in der Ernährung kann zu einem Verlust an Kalzium führen

Kalziumverlust

Fleisch erhöht den Gehalt an Phosphor im Blut; dies wiederum kann den Knochen Kalzium entziehen, wenn Sie nicht täglich ausreichend Kalzium zu sich nehmen, um den erhöhten

Phosphorgehalt auszugleichen und gleichzeitig auch noch die Knochensubstanz zu erhalten. Der Körper tut alles, um das chemische Gleichgewicht im Blut zu bewahren. Wenn er das nötige Kalzium nicht aus der Ernährung erhält, entzieht er es den Knochen.

Das soll nicht heißen, daß Sie ganz auf Fleisch verzichten müssen (obgleich dies sicherlich gesünder wäre), aber versuchen Sie, weniger Fleisch zu essen. Dies gilt vor allem für die Zeit während und nach der Menopause, wenn es um die Erhaltung der Knochendichte geht. Kombinieren Sie **Bohnen** und andere Gemüsesorten mit **Vollkornprodukten** und verwenden Sie **magere Molkereiprodukte**. Damit versorgen Sie Ihren Körper mit ausreichend Eiweiß, gestalten Ihre Ernährung abwechslungsreich und sparen noch dazu an Lebensmittelkosten. (In Kapitel 8 finden Sie weitere Vorschläge, wie man Gemüse kombinieren kann, um ausreichend Eiweiß zu erhalten.)

Weniger Alkohol und Koffein

Alkohol- und Kaffeekonsum und Osteoporose

Übermäßig starker Alkohol- und Kaffeekonsum spielen im Rahmen der Osteoporose eine nicht zu unterschätzende Rolle. Unsere Vorfahren hatten schon recht, als sie uns Mäßigung in allen Dingen empfahlen.

Rauchen Sie nicht

Auch Rauchen schadet der Knochendichte. Wenn Sie sich das Rauchen abgewöhnen wollen, dann hilft Ihnen vielleicht dieses alte Hausmittel: Verrühren Sie zwei- bis dreimal täglich einen halben Teelöffel Natriumbikarbonat in einem Glas Wasser und trinken Sie es. Angeblich werden dadurch die Entzugserscheinungen verringert. Natriumbikarbonat erhält den vorhandenen Nikotinspiegel im Körper und ermöglicht so dem Körper, sich allmählich an den Entzug anzupassen. Und noch ein Tip: Koffein verstärkt die Entzugserscheinungen, die entstehen, wenn Sie sich das Rauchen abgewöhnen.

Reduzieren Sie Ihren Fernsehkonsum

Wenn Sie täglich drei oder sogar mehr Stunden fernsehen, bewegen Sie sich eindeutig zu wenig. Mangelnde körperliche Bewegung führt zu einem niedrigeren Stoffwechsel, schlechten Ernährungswerten und zu Knochenschwund. Fragen Sie einen Astronauten: Die NASA hat für die Besatzungen von Raumflügen besondere Übungsreihen eingeplant, um den Verlust an Kalzium zu vermeiden, der sich durch die mangelnde Bewegung ergibt.

Verstopfung

Verstopfung ist eine typische Erkrankung unserer Zeit

Verstopfung ist in unserer modernen und hochtechnisierten Welt eine typische Erkrankung. Wir essen zu viele veredelte und chemisch behandelte Nahrungsmittel (viele Menschen halten Weißbrot für die beste Erfindung schlechthin), wir trinken nicht genug Wasser, wir bewegen uns nicht genug, wir nehmen zu viele Antibiotika, wir befinden uns viel zu oft im Streß und sind in jeder Hinsicht angespannt. Glücklicherweise gibt es eine Lösung für dieses Problem, solange wir die Ursachen erkennen.

▷ **Acidophilus** hilft der Verdauung allgemein und ist insbesondere für den Dickdarm gut. Man nimmt dreimal täglich einen Teelöffel von der flüssigen Darreichungsform (in einigen Reformhäusern erhältlich) oder mehrere Kapseln zu jeder Mahlzeit. Als Acidophilus bezeichnet man nützliche Bakterien, die normalerweise in der gesunden Darmflora zu finden sind. Sie werden jedoch häufig durch Antibiotika zerstört, die entweder zur Behandlung einer Erkrankung eingenommen werden oder die über entsprechend behandeltes Fleisch aus Massentierhaltung in den Körper gelangen. Auch eine Durchfallerkrankung oder stark chlorhaltiges Wasser zerstören diese nützlichen Bakterien. Acidophilus ist unter den entsprechenden Voraussetzungen auch dafür verantwortlich, daß Milch zu Joghurt wird. Wenn Sie viel Joghurt essen, das garantiert aus lebenden Kulturen hergestellt wurde, dann versorgen Sie Ihren Körper mit Acidophilus. Joghurt können Sie übrigens ganz leicht selbst machen. Versuchen Sie es doch einmal, es schmeckt auch viel besser.

▷ Für eine gesunde Verdauung ist es nötig, viele **Ballaststoffe** zu sich zu nehmen. Nehmen Sie zwei- bis dreimal täglich einen Teelöffel voll Kleie, von Weizen, Hafer oder einem anderen Getreide, oder auch Psylliumpulver mit dem Essen oder in einem Glas Saft. Man kann Kleie auch anstelle von Semmelbrösel verwenden, zum Panieren oder als Füllung für Frikadellen. Auch in den Teig für Pfannkuchen und Kekse können Sie eine Vierteltasse Kleie mischen. *Vorsicht:* Nehmen Sie keine Vitaminzusätze oder Medikamente innerhalb einer Stunde nach der Einnahme von Psyllium (Flohsamen) oder Kleie. Die Medikamente würden darin sozusagen steckenbleiben und zusammen mit der unverdaulichen Masse aus dem Körper ausgeschieden. Wenn Sie Kleie oder Psyllium nehmen, müssen Sie ausreichend Wasser trinken.

▷ Verdauungsfördernd wirkt es sich auch aus, wenn Sie vier- oder fünfmal am Tag Obst und Gemüse essen und zusätzlich mindestens zwei Portionen Vollkornprodukte (Brot, Müsli, Hafergrütze, brauner Reis und Hirse als Beilage). Damit führen Sie Ihrem Körper Vitamine, Mineralien, Enzyme und die nötigen Ballaststoffe zu und können bei wohlschmeckendem Essen auch noch abnehmen. (In Kapitel 8 erfahren Sie noch mehr über Ballaststoffe.)

Viel Wasser trinken

▷ Trinken Sie viel, am besten einfaches **Wasser**; 8 bis 10 Gläser Wasser am Tag, und Sie haben keine Verstopfung mehr.

Stellen Sie sich eine Kanne mit einem Liter Wasser auf Ihren Küchentisch oder wo immer sie Ihnen den ganzen Tag über ins Auge fällt, und trinken Sie jedes Mal davon, wenn Sie daran vorbeikommen. Gehen Sie nicht ins Bett, bevor die Kanne nicht leer ist! Wenn Sie zur Arbeit gehen, richten Sie sich dort einen halben Liter Wasser her, und Zuhause ebenso. Stellen Sie die Kanne nicht in den Kühlschrank – Sie sehen sie dann nicht mehr und vergessen womöglich zu trinken. Fügen Sie Eiswürfel zu oder benützen Sie eine Thermoskanne, wenn Sie unbedingt kaltes Wasser trinken möchten. Auch wenn Sie normalerweise nie durstig sind, werden Sie sich daran gewöhnen, viel Wasser zu trinken. Nach den ersten paar Tagen, an denen Sie sich noch zwingen müssen, einen Liter Wasser zu trinken, wird Ihr Körper sogar danach verlangen. Natürlich müssen Sie öfters zur Toilette gehen, aber Sie wollen ja schließlich die Giftstoffe aus Ihrem Körper ausspülen (und gleichzeitig damit scheiden Sie übrigens auch Fett aus!). Wenn Sie viel Wasser trinken, bleiben auch Ihre Haut und die anderen Körperorgane feucht, und Sie beugen unter anderem auch der Faltenbildung vor.

Bewegung verbessert die Darmperistaltik

▷ Auch **Bewegung** ist unbedingt nötig, wenn Sie mit Verstopfungsproblemen zu kämpfen haben. Schon ein kurzer Spaziergang von zehn bis fünfzehn Minuten täglich verbessert den Muskeltonus und die Darmperistaltik. Muskeln, die nicht gebraucht werden, verkümmern. Darmmuskeln, die sich an natürliche oder andere Laxativa gewöhnt haben, werden träge und brauchen eine entsprechende Stärkung.

▷ Sport und Bewegung helfen Ihnen auch, sich zu entspannen und mit Streßsituationen fertig zu werden. Durch körperliche Betätigung werden chemische Stoffe im Gehirn freigesetzt, die dazu beitragen, daß Sie sich momentan wohl fühlen, auch wenn Sie vielleicht sonst Probleme haben.

▷ Ob Sie es nun glauben oder nicht: Auch Fett hilft der Verdauung. Es wirkt wie Schmieröl für die Schleimhäute des Dickdarms. Wenn Sie überhaupt kein Fett oder Öl zu sich nehmen, dann kann das genauso schädlich sein, als wenn Sie überhaupt keine Ballaststoffe essen.

8 Ernährung – Notizen

Wenn Sie die Bedürfnisse Ihres Körpers berücksichtigen und sich gesund ernähren, dann werden Sie während der Wechseljahre keine Probleme haben.

Erhöhter Bedarf an Nährstoffen

Es ist erwiesen, daß der Körper während der Wechseljahre einen stark erhöhten Bedarf an Nährstoffen hat. In dieser Zeit braucht eine Frau unter Umständen mehr Nährstoffe (und hier vor allem Kalzium) als ein heranwachsender Teenager!

Es ist aber auch erwiesen, daß die Nebennieren und andere Drüsen durchaus das Absinken der Hormonproduktion, das durch das Nachlassen der Ovarialfunktion bedingt ist, ausgleichen können. Dies wird aber nur gelingen, wenn diese Drüsen nicht völlig entkräftet sind, weil ihnen ein ganzes Leben über nur in mangelhafter und unzureichender Weise Nährstoffe zugeführt wurden. Eine Schwäche der Nebennieren ist zu erkennen an ungewöhnlich starker Transpiration, Frösteln, trockenem Mund, Hitzewallungen, Bluthochdruck, Nervosität, Zittern – es sind zum Teil dieselben Symptome, die auch bei einem Östrogenmangel auftreten. Wenn die Nebennierenausreichend mit Nährstoffen versorgt werden, kann die Menopause ohne Probleme verlaufen.

Nehmen Sie also Ihre Vitamin- und Mineralzusätze und befolgen Sie die folgenden Richtlinien.

Essen Sie frische und unbehandelte Nahrungsmittel

Wenn Sie frisches Obst und Gemüse aus biologischem Anbau essen, führen Sie Ihrem Körper automatisch die in natürlicher Form enthaltenen Vitamine und Mineralien zu; Ihre Ernährung ist fettarm und zugleich reich an Ballaststoffen. Dies gilt natürlich nur, wenn Sie dabei nicht in Butter und üppigen

Saucen schwelgen. Sie sollten auf jeden Fall raffinierte Kohlenhydrate (weißes Mehl und weißen Zucker) vermeiden, weil sie im wesentlichen nichts anderes als Kalorien enthalten, ganz egal wie „angereichert" sie angeblich sind. Diese Substanzen können Ihrem Körper sogar noch Nährstoffe entziehen. Das gleiche gilt für Obst und Gemüse in Dosen: Viele ihrer Nährstoffe gehen bei der chemischen Behandlung verloren oder werden zerstört.

Obst und Gemüse aus biologischem Anbau

Essen Sie so oft wie möglich Nahrungsmittel aus biologischem Anbau. (Biologischer Anbau bedeutet, daß weder chemische Düngung noch Insektizide, Herbizide oder Fungizide verwendet werden.) Sie schmecken besser und enthalten mehr Nährstoffe als Nahrungsmittel, die in der herkömmlichen Weise angebaut werden. Zudem leisten Nahrungsmittel aus biologischem Anbau einen Beitrag zum Schutz der Umwelt und der Natur: Weder bei der Produktion noch beim Verzehr zerstören sie das ökologische Gefüge. Lebensmittel aus biologischem Anbau sind noch nicht überall erhältlich, das Angebot wird aber laufend größer. Bleiben Sie hartnäckig und verlangen Sie immer wieder auch in Ihrem örtlichen Supermarkt danach. Wenn Sie keinen Garten haben, ziehen Sie sich wenigstens ein paar Radieschen oder etwas Salat in einem Blumentopf am Fensterbrett oder eine Tomatenpflanze auf der Terrasse.

Gemüse und Obst sollten Sie roh oder leicht gedünstet essen, nach Möglichkeit mit der Schale. Auch viele Getreide können Sie roh essen, wenn Sie sie mit kochendem Wasser übergießen und einige Stunden quellen lassen. Sie können sie auch in einer Thermosflasche über Nacht ansetzen. Die Körner haben dann immer noch Biß, können aber gut gekaut werden und schmecken köstlich.

Essen Sie weniger tierisches Eiweiß

Zuviel fettes Fleisch ist an vielen Gesundheitsproblemen der modernen Welt schuld. Der Hauptgrund, warum Sie während der Menopause weniger Fleisch als Eiweißquelle essen sollten, liegt aber darin, daß tierisches Eiweiß den Phosphorgehalt im Blut erhöht, was wiederum den Knochen Kalzium entzieht. Wenn Sie Fleisch essen, entfernen Sie alles Fett und die Häutchen und vermeiden Sie geräuchertes oder chemisch behandeltes Fleisch (Speck, Schinken, Frühstücksfleisch) und alles, was Nitrate oder Nitrite enthält. Sie können auch magere Molkereiprodukte als Eiweißquelle nützen oder Sie machen es den Vegetariern nach und kombinieren komplementäre Gemüsesorten (wie etwa Bohnen und Vollkorn); so erhalten sie ein vollständiges Protein, das dem in tierischem Eiweiß vergleichbar ist. Wir brauchen wirklich nicht soviel Eiweiß wie es uns die erfinderischen Initiatoren und Vertreter der Fleisch- und Molkereiprodukte-Industrie in ihren irreführenden Kampagnen glauben machen wollen. Außerdem ist gerade in der bei uns verbreiteten Ernährung mehr als genug Eiweiß enthalten.

Essen Sie möglichst fettfrei

Auch die mehrfach ungesättigten Fette in Pflanzenölen sind nicht ganz so harmlos, wie man früher annahm. Wenn sie ganz oder teilweise gehärtet sind, enthalten sie bzw. werden sie zu trans-Fettsäuren, wie etwa in der Margarine, in pflanzlichem Backfett und in anderen gehärteten Fetten. Sie erhöhen den Cholesterinspiegel ebenso drastisch wie gesättigte Fette. Die Hydrierung modifiziert flüssige Fette, so daß sie fest oder streichfähig werden, und macht sie damit haltbar. Bei diesem Vorgang entwickeln sich trans-Fettsäuren. Vermeiden Sie also gehärtete Produkte. Lesen Sie genau in der Beschreibung nach. Außer Margarine und pflanzlichem Backfett sind auch Fertigkuchen, Kekse, Krapfen, Pasteten, Nachspeisen, Kartoffelchips und all die anderen Knabbersachen gefährlich, die für den typischen Fernsehkonsumenten eine Gaumenfreude darstellen.

Vermeiden Sie gehärtete Fette

Auch bei der Oxidation von Ölen entstehen trans-Fettsäuren. In Schnellimbißlokalen werden Pommes frites oft in Öl oder Fett ausgebacken, das mehrere Tage lange immer wieder erhitzt wurde. Solches Öl wird ranzig und enthält dann trans-Fettsäuren und freie Radikale. Diese beiden Faktoren spielen eine nicht zu unterschätzende Rolle im Alterungsprozeß und bei degenerativen Erkrankungen.

Pflanzenöle besser als gehärtete Öle

Sie müssen deswegen nicht völlig auf Fettsäuren verzichten, der Körper braucht sogar eine gewisse Menge davon, um richtig zu funktionieren. Benutzen Sie einfach Olivenöl oder andere Pflanzenöle, die bei Raumtemperatur flüssig bleiben. Auch Butter ist in kleinen Mengen noch besser für den Körper als gehärtete Öle.

Mäßigung ist, wie schon unsere Vorfahren es immer wieder festgestellt haben, die Antwort auf viele Fragen. Hier ist noch ein kleiner Tip, wie Sie Ihren Butterkonsum reduzieren können und trotzdem nicht auf den Buttergeschmack verzichten müssen: Lassen Sie ein Pfund Butter bei Raumtemperatur weich werden. Vermischen Sie die Butter dann in der Küchenmaschine mit etwa einer Tasse kalt gepreßtem Färberdistelöl oder einem anderen milden Öl. (Gepreßte Öle sind besser als chemisch erzeugte Öle, da beim Pressen weniger Nährstoffe verloren gehen und es keine chemischen Rückstände gibt, die das Öl verunreinigen.) Je nachdem, wieviel Öl Sie zufügen, wird die Butter weicher oder etwas fester, wenn sie wieder gekühlt wird. Sie reduzieren damit nicht nur den Butterverbrauch, sondern sparen auch noch Geld.

Vermeiden Sie Zucker

Sie können es sich nicht leisten, leere Kalorien zu essen, und Feinzucker enthält nichts als Kalorien. Nicht genug damit, daß er Ihrem Körper nichts gibt, er entzieht ihm sogar noch Nährstoffe. Feinzucker (d.h. weißer *und* brauner Zucker, sogar

Feinzucker entzieht B-Vitamine, Mineralstoffe und Spurenelemente

manche Rohzuckersorten) entzieht Ihrem Körper B-Vitamine und das Spurenelement Chrom; der Körper verbraucht diese Nährstoffe bei der Umwandlung von Feinzucker. Weißer Zucker verliert bei der Raffinierung sämtliche Nährstoffe. Der nährstoffreiche Rest ist Melasse, ein dickflüssiger, geschmacksintensiver Sirup. „Roher" Zucker, wie man ihn im Reformhaus kaufen kann, ist angeblich weniger stark raffiniert als weißer Zucker. Das mag stimmen. Manchmal ist er aber einfach nur gefärbt und entsprechend geschmacklich angereichert, wie der braune Zucker, der häufig zum Backen verwendet wird. Zucker erhöht bei Frauen nach der Menopause den Gehalt an Blutfett, und dies trägt wiederum zu Atherosklerose und Herzkrankheiten bei.

Wenn Sie unbedingt Süßes brauchen, essen Sie mehr Früchte, vergessen Sie aber dabei nicht die Auswirkungen, die diese Früchte auf den Phytoöstrogenspiegel haben. Nehmen Sie außerdem Chromsalz als Zusatz. Chrom normalisiert den Blutzucker und hält ihn in einer vernünftigen Höhe, so daß das starke Verlangen nach Süßigkeiten abnimmt. Achten Sie auch auf den Hormonhaushalt Ihres Körpers – auch ein hormonelles Ungleichgewicht kann den Hunger auf Süßes bewirken. Vitamine, Kräuter und eine frische und natürliche Ernährung, so wie sie in diesem Buch immer wieder beschrieben werden, können Ihrem Körper helfen, mit diesem Problem fertig zu werden.

Benutzen Sie zum Süßen rohen, nicht pasteurisierten Honig, Gerstenmalzpulver, Süßholzwurzelpulver, getrocknete oder frische Früchte, ungesüßtes Fruchtsaftkonzentrat oder Fruktose. Das ist zwar alles Zucker, enthält aber wenigstens auch einige Nährstoffe, die süß schmecken. Sie sind süßer als Rohr- oder Rübenzucker, man nimmt also weniger davon und verbraucht gleichzeitig auch weniger Kalorien. Sie werden vom Körper auch anders verwertet: Der Blutzucker und die Energie steigen und bleiben eine gewisse Zeit auf diesem erhöhten Niveau erhalten, bevor sie langsam wieder abnehmen.

Weißer, raffinierter Rohrzucker erhöht den Blutzucker und die Energie zwar sehr rasch, dann jedoch fällt der Blutzuckerspiegel genauso rasch auf einen Wert, der noch unter dem Ausgangswert liegt, was gleichzeitig zu Müdigkeit, Benommenheit und Niedergeschlagenheit führt und den Körper nach immer mehr Zucker verlangen läßt. Klingt das nicht wie eine Droge, von der man abhängig wird und die den Körper schwächt? Genau das ist es auch.

Honig wird von der Lebensmittelindustrie pasteurisiert, damit er nicht „zu Zucker wird" bzw. kristallisiert. Dies geschieht nur aus kosmetischen Gründen. Die Kristallisierung schadet dem Honig nämlich in keiner Weise. Honig ist antiseptisch; er verhindert das Wachstum von Bakterien und Pilzen. Er wird nicht schlecht und gärt auch nicht, es sei denn, er wird stark mit Wasser verdünnt. Die große Hitze beim Pasteurisieren zerstört gewisse Enzyme und Nährstoffe im rohen Honig. Sie können kristallisierten Honig ganz einfach verflüssigen, indem Sie ihn im Wasserbad langsam erwärmen.

Hitze zerstört Enzyme und Nährstoffe

Und was soll man von Aspartam halten? Wieder einmal werden wir daran erinnert, daß man die Natur nicht täuschen kann und daß sie sich sehr wohl zu rächen weiß. Aspartam besteht zwar aus natürlich vorkommenden Aminosäuren, aber die Verbindung dieser Säuren ist nicht natürlich, sondern von menschlicher Hand bewerkstelligt. Viele Menschen reagieren stark allergisch auf Aspartam, andere sind darauf allergisch, ohne es zu ahnen. Der Gebrauch von Aspartam ist mit Kopfschmerzen, Gedächtnisverlust, Schwindelgefühl, Klingen in den Ohren und sogar Anfällen in Zusammenhang gebracht worden.[10] Je mehr Sie davon nehmen, desto größer ist die Wahrscheinlichkeit, daß Sie empfindlich darauf reagieren. Besonders gefährdet sind Menschen, die viel Selterswasser trinken und gleichzeitig kaum gesunde Nahrung zu sich nehmen. Aspartam verändert das Gemisch der Aminosäuren im Blut

10 Whitaker, Julian: Health and Healing. Vol. 3, Nr. 1, 1/93.

und damit auch das Gleichgewicht der Überträgerstoffe im Gehirn. Im Körper wird es zu Methylalkohol (ein allgemein bekanntes Gift) verarbeitet, das dann zu Formaldehyd (als krebserregend bekannt) weiterverarbeitet wird. Sie können sich vorstellen, was der Gebrauch von Aspartam über längere Zeit für Ihre Leber bedeutet: Sie muß sich schier zu Tode quälen, um Ihren Körper von all diesen Giftstoffen zu befreien. Im Vergleich zu Aspartam erscheint selbst weißer Zucker noch gesünder.

Nehmen Sie wenig oder gar kein Salz

Erhöhter Blutdruck durch zuviel Salz

Zuviel Salz kann dazu führen, daß sich im Körper Wasser ansammelt und erhöhter Blutdruck auftritt, und es schadet der Leber und den Nieren. „Aber der Körper braucht doch Salz", werden nun viele entrüstet einwenden. Das stimmt, aber mit Sicherheit braucht der Körper nicht soviel Salz, wie der durchschnittliche Verbraucher täglich zu sich nimmt. Das gewöhnliche Tafelsalz, Natriumchlorid oder Kochsalz, ist für den Körper nicht notwendig. Natrium hingegen braucht der Körper unbedingt. Und dieses Natrium ist in den meisten Nahrungsmitteln unserer Ernährung enthalten. So finden sich in vielen Gemüsesorten, wie etwa Sellerie, relativ große Mengen dieses Minerals. Deswegen wird Sellerie auch niemals in einem natriumarmen Diätplan auftauchen.

Als Natriumchlorid wird in Reformhäusern oft durch Verdunstung gewonnenes Meersalz angeboten. Dieses Salz ist aber auch nicht besser als jedes andere Tafelsalz. Der einzige Vorteil gegenüber gewöhnlichem Kochsalz ist, daß es außer Natriumchlorid auch andere Mineralien enthält, die im Meerwasser vorkommen. Wenn Sie also Salz in Ihrer Ernährung verwenden, dann wählen Sie zumindest Meersalz, um zusammen mit dem Natriumchlorid auch noch Mineralstoffe zu sich zu nehmen.

Im übrigen ist es viel leichter, den Salzkonsum zu reduzieren, als dies manche Leute für möglich halten. Es bedarf lediglich einer Umstellung der Gewohnheiten und der Geschmacksnerven. Es gibt viele wohlschmeckende Salzersatzprodukte, die aus Kräutern und Gemüse gemacht werden und in den meisten Reformhäusern erhältlich sind. Ohne Salzzusatz enthalten sie sehr wenig Natrium und schmecken trotzdem salzig.

Man kann auch lernen, mit verschiedenen Kräutern und Gewürzen abzuschmecken, ohne daß man dazu Natriumchlorid braucht. Sie werden sehen, daß es auch für die Geschmacksnerven Ihrer Zunge ein interessantes Erlebnis sein wird.

Eine andere Möglichkeit ist es, überhaupt keine Würzung zu verwenden. Sobald der Gaumen und die Geschmacksnerven vom Kochsalz entwöhnt sind, werden Sie verwundert feststellen, was Ihnen bisher an Geschmack verloren gegangen ist. Frische biologisch angebaute Nahrungsmittel schmecken köstlich.

Täglich frisches Gemüse essen

Und machen Sie sich keine Sorgen. Sie bekommen genügend Natrium für Ihren Körper, wenn Sie täglich frisches Gemüse essen; dazu kommt dann noch die haltbar gemachte Nahrung und das, was Sie bei anderen Leuten oder im Restaurant essen – und darin ist genügend Salz enthalten. Wenn Sie nur eine Weile kein Salz mehr gegessen haben, wird Ihnen das hinreichend klar.

Sollte Ihr Blutdruck immer noch zu hoch sein, obwohl Sie schon so weit als möglich Salz reduziert haben, dann versuchen Sie, mehr Kalium zu sich zu nehmen; es ist in Bananen, Orangen, Tomaten und anderen Nahrungsmitteln enthalten. Auch das Getränk mit Apfelweinessig, das auf S. 62 erwähnt wurde, ist reich an Kalium.

Trinken Sie keinen Kaffee

Koffein verschlimmert Hitzewallungen und Nachtschweiß und macht außerdem nervös. Manche Frauen fühlen sich einfach besser, wenn sie Kaffee, schwarzen Tee, Cola und Schokolade ganz aus ihrem Ernährungsplan streichen; zudem wurde beobachtet, daß dann auch Zysten in der Brust zurückgehen.

Versuchen Sie doch einmal die unglaubliche Vielfalt von Kräutertees. Ihre Geschmacksnerven und Ihr gesamter Organismus werden es Ihnen danken.

Verzichten Sie auf das Rauchen

Nikotinverzicht

Frauen, die rauchen, werden schneller alt und kommen früher in die Wechseljahre. Nikotin wirkt sich negativ auf das zentrale Nervensystem aus. Das zentrale Nervensystem ist wichtig für die Regulierung der Hormone, und Hormone spielen, wie wir inzwischen wissen, eine wesentliche Rolle in den Wechseljahren.

Rauchen schadet der Gesundheit. Das allgemeine Wohlbefinden und der Ernährungszustand des Körpers leiden darunter. Raucher leben weniger lange, als Nichtraucher.

Außerdem wird mit jeder Zigarette die Collagenproduktion im Körper für 30 bis 40 Minuten unterbunden. Das bedeutet nicht nur mehr Falten, sondern auch eine langsamere Heilung von Verletzungen. In einer Untersuchungsreihe waren Nichtraucher nach einer Beinoperation ganze sechs Monate früher genesen als Raucher, die sich demselben chirurgischen Eingriff unterzogen hatten.

Jede Zigarette entzieht dem Raucher den täglichen Mindestbedarf an Vitamin C. Neuere Studien bestätigen dies auch für passive Raucher. Die Schlußfolgerung ist eindeutig: Rauchen Sie nicht und bleiben Sie auf Distanz zu Rauchern.

Eine gute Nachricht zum Schluß

Wenn Sie Ihren Ernährungszustand verbessern, wird es Ihnen leichter fallen, das Rauchen, den Kaffee und den Zucker aufzugeben; wenn Sie aufhören zu rauchen und keinen Kaffee und keinen Zucker mehr zu sich nehmen, dann wird sich auch Ihr Ernährungszustand verbessern!

Ballaststoffe wirken sättigend und zugleich abführend

Verschiedene Arten von Ballaststoffen

Ballaststoffe sind Bestandteile von Pflanzen, die wir nicht mehr zerkleinern können und die in unserem Verdauungssystem keine Bindungen mit anderen Bestandteilen mehr eingehen können. Diese sogenannten „Ballaststoffe" werden unmittelbar wieder ausgeschieden. Es gibt lösliche und nichtlösliche Ballaststoffe.

Pektin und Lignin

Lösliche Ballaststoffe lösen sich in Wasser; sie sind in einigen Früchten und Gemüsen, in Hafer, Gerste und in Bohnen enthalten. (Pektin ist ein löslicher Ballaststoff in Äpfeln, Orangen, Pfirsichen und Karotten, ebenso wie der Schleim in Hafer und Bohnen.)

Lösliche Ballaststoffe senken den Gehalt an Triglycerid und Cholesterin, vermutlich weil sie die Absonderung von Gallensäure, die aus Cholesterin entsteht, erhöhen. Hafer und Haferkleie, Äpfel, Orangen, Beeren, Pfirsiche, Karotten und Bohnen wirken in diesem Sinne. Diese Nahrungsmittel erhöhen auch die Verträglichkeit für Glukose (Zucker), indem sie deren Verwertung verlangsamen.

Nichtlösliche Ballaststoffe lösen sich nicht in Wasser. Weizenkleie, Vollkorn und verschiedene Gemüsesorten enthalten nichtlösliche Ballaststoffe. (Lignin ist ein nichtlöslicher Ballaststoff in Äpfeln, Birnen, Weizenkleie und Blattgewürzen.) Nichtlösliche Ballaststoffe wie Weizen- oder Maiskleie absorbieren Wasser und machen somit den Stuhl weicher. Brot und Müsli aus Vollkorn (es enthält die Kleie, d.h. die äußere Hülle des Korns) zusammen mit Obst und Gemüse sind somit die besten Abführmittel.

Nichtlösliche Ballaststoffe eignen sich auch zur Behandlung von Divertikulose und Reizdarm. Die Ballaststoffe verringern die Zeit, die die Nahrungsmittel im Körper verbringen, und reduzieren damit Reizungen. Ballaststoffe scheinen auch vor Darmkrebs zu schützen, weil sie die Verweilzeit im Magen verringern und dazu beitragen, mögliche krebserregende Stoffe auszuspülen.

Täglich 30 g Ballaststoffe

Ballaststoffe sättigen und befördern Fettstoffe schnell durch den Körper. Somit helfen sie Ihnen auch beim Abnehmen. Ballaststoffe entleeren den Körper, sie beseitigen Fäkalstoffe, die der Körper sonst lange mit sich herumträgt; sie verringern das Körpergewicht und verbessern die Gesundheit, indem sie Giftstoffe entfernen, so daß der Körper Nährstoffe besser verwerten kann.

Wie viele Ballaststoffe braucht der Mensch?

Man geht davon aus, daß der durchschnittliche Bundesbürger etwa 24 g Ballaststoffe täglich zu sich nimmt. Empfohlen werden aber mindestens 30 g täglich.

Wie viele Ballaststoffe sind in den Nahrungsmitteln enthalten?

In der folgenden Auflistung finden Sie für einige Nahrungsmittel die Menge (in Gramm) an Ballaststoffen, die darin enthalten ist:

2 Tassen brauner Reis oder 1 große gebackene Kartoffel mit Schale*	10–15
4 Scheiben Weizenvollkornbrot*	10
1 große Portion Vollkornmüsli*	5
1–2 große Portionen Obst*	5–10
1–2 Portionen gekochtes Gemüse*	5–10
1/2 Tasse Bohnen, Erbsen, Linsen*	5
3 1/2 Tassen Popcorn	4,5
1 große Süßkartoffel mit Schale	4
1 Tasse Pflaumensaft	2,6
1/2 Tasse Brokkoli	2,5

$^{1}/_{2}$ Tasse Mais	2
$^{1}/_{4}$ Tasse Rosinen	1,5
1 Tasse Kleie	8
$^{3}/_{4}$ Tasse brauner Reis	3,4
$^{3}/_{4}$ Tasse weißer Reis	0,7
1 mittelgroße(r) Apfel, Orange oder Birne	4
1 mittelgroße bis große Banane	3

Wenn Sie alle mit einem Stern gekennzeichneten Nahrungsmittel innerhalb eines Tages essen, haben Sie etwa 45 g der verschiedenen Ballaststoffe zu sich genommen und Sie werden mit Sicherheit keinen Hunger mehr verspüren.

Was ist von Ballaststoffersatz zu halten?

Verschiedene Arten von Ballaststoffen dienen verschiedenen Zwecken; es ist also am besten, wenn Sie eine Kombination von löslichen und nichtlöslichen Ballaststoffen zu sich nehmen. Die meisten Ballaststoffersatzpräparate verfügen nur über eine Art. Aber wer wird schon Pillen einnehmen, wenn er stattdessen Popcorn oder einen köstlichen Apfel essen kann.

Warum Pillen nehmen?

Werten Sie Proteine durch das Kombinieren von Gemüse auf

Nahrungsmittel, die ein vollständiges Protein enthalten, sind solche, die alle acht oder neun Aminosäuren beinhalten, die der Körper nicht selbst erzeugen kann. Diese Aminosäuren heißen „essentielle Aminosäuren". Proteine bestehen aus Aminosäuren. Tierfleisch, Molkereiprodukte, Eier, Sojabohnen und Tofu (aus Sojabohnen) sind vollständige Proteine. Andere Nahrungsmittel enthalten unterschiedliche Mischungen der essentiellen Aminosäuren, aber meist sind nicht alle enthalten. Wenn Sie Nahrungsmittel, welche die Aminosäuren a, b, c und d enthalten, mit Nahrungsmitteln kombinieren, die die komplementären Aminosäuren e, f, g und h enthalten, versorgen Sie Ihren Körper mit einem vollständigen Protein.

Und das geht so:

Bohnen + Vollkorn (etwa halb und halb),

Bohnen + Molkereiprodukte (mehr Bohnen als Molkereiprodukte),

Vollkorn + Molkereiprodukte (mehr Korn als Molkereiprodukte),

Eier, Molkereiprodukte, Sojabohnen sind alleine schon vollständige Proteine und können deshalb sowohl Bohnen als auch Getreide ergänzen.

Die Bohnen, die hier gemeint sind, sind reife (d.h. nicht grüne) Bohnen oder Erbsen. Bohnen oder Erbsen gehören zur Familie der Hülsenfrüchte. Auch Erdnüsse gehören dazu. Erdnußbutter ist also für sich allein kein vollständiges Protein. Kombinieren Sie es mit Vollkornbrot!

Ausreichend Vitamin B_{12} zu sich nehmen

Wenn Sie sich streng vegetarisch ernähren, müssen Sie darauf achten, daß Sie genug Vitamin B_{12} erhalten, das fast ausschließlich in tierischen Nahrungsmitteln enthalten ist. Dies ist durchaus möglich, Sie müssen sich aber informieren und ausdauernd sein.

Verschiedenes

▷ Säurehaltige Getränke (Bier, alkoholfreie Getränke wie Cola etc., säurehaltige Fruchtsäfte) lösen Aluminium auf. Aluminium gilt als einer der Verursacher der Alzheimer-Krankheit.

▷ Rohes Gemüse und Obst muß immer gründlich gewaschen werden.

▷ Erbsen enthalten eine chemische Substanz, die die Fruchtbarkeit beeinträchtigt (M-Xylohydroquinon).

9 Yoga für die Wechseljahre

Wir sind, was wir sein wollen.
Wir sind die Verwirklichung unserer eigenen Wunschträume.
Anonym

Yoga ist ein Wort aus dem Sanskrit und bedeutet „Einklang“. Die indischen Weisen erkannten, daß die gegensätzlichen Energien des menschlichen Wesens – Körper, Seele und Geist – eine Person häufig gleichzeitig in verschiedene Richtungen ziehen und damit oft unerträgliche Spannungen und Unwohlsein hervorrufen. Damit der Mensch ein einheitliches Ganzes werden kann, müssen diese unterschiedlichen Energien harmonisiert werden. Aus dieser Beobachtung heraus entstand Yoga, ein System der Selbstverwirklichung, das nach ganzheitlicher Integration strebt und von Gurus über viele Jahrhunderte hinweg vervollkommnet wurde.

Körper, Seele und Geist

Es gibt verschiedene Arten von Yoga, die aber alle das gleiche Ziel des Einklangs von Körper, Seele und Geist verfolgen. Im Westen denkt man meist an den Hatha-Yoga, den physischen Yoga. Die Körperübungen (*asanas* im Sanskrit) dienen der Verbesserung der individuellen Gesundheit, sie fördern das Selbstbewußtsein und machen uns die Schönheit unseres Körpers bewußt. Yoga ist keine sportliche Ertüchtigung im herkömmlichen Sinn. Er nützt auf sanfte Weise die Energien und die Bedürfnisse des eigenen Körpers; dabei wird nie etwas erzwungen, was dem System in irgendeiner Weise schaden oder weh tun könnte. Hatha-Yoga lehrt uns, auf Haltung, Gleichgewicht, Anmut zu achten, in uns hinein zu hören, während wir die Körperübungen machen. Es hat überhaupt nichts mit Anstrengung, Schweiß und harter körperlicher Arbeit zu tun.

Hatha-Yoga-Stellungen können von Menschen jeden Alters und jeder physischen Disposition durchgeführt werden. Die

Übungen werden nur im eigenen Rhythmus und im Rahmen der eigenen Beweglichkeit ausgeführt. Niemals wird der Körper zu einer Bewegung gezwungen, die ihm Schmerzen oder Unbehagen bereitet. Wenn Sie täglich ein paar Minuten üben, werden Sie bald Fortschritte erkennen. Das Geheimnis des Yoga ist die richtige Atmung und die Fähigkeit, eine Position einige Sekunden in der optimalen Dehnung oder Spannung zu halten.

Yoga-Stellungen und die positive Wirkung

Die heilende Kraft der Yoga-Stellungen wird noch verstärkt, wenn Sie sich die positive Wirkung geistig vergegenwärtigen. Versuchen Sie, sich vorzustellen, wie kranke Körperteile verstärkt durchblutet, mit Sauerstoff versorgt und dadurch sozusagen massiert werden. Und denken Sie an die ausgeglichene, harmonische Persönlichkeit, die Sie sein wollen. Auch wenn Sie am Anfang noch steif wie ein Zinnsoldat sind, stellen Sie sich vor, daß Sie die Bewegungen mit geschmeidiger Anmut ausführen. Stellen Sie sich vor, daß Sie beweglich, schön, gesund und voller Energie sind. (Der Körper kann nicht unterscheiden zwischen wirklichen und nur lebhaft vorgestellten Dingen. In der Hypnose kann auch die Berührung mit einem Radiergummi zur Bildung von Brandblasen führen, wenn der Hypnotisierte glaubt, daß es sich um ein brennendes Zündholz handelt.)

Wenn Sie für die Yoga-Übungen täglich zehn bis fünfzehn Minuten Zeit aufbringen, verbessern sich Muskeltonus, Verdauung, Kreislauf, Atmung und die Versorgung des Gehirns und der Nerven mit Sauerstoff. In vielerlei Hinsicht wirkt Yoga wie Meditation. Yoga senkt den Blutdruck und die Herzfrequenz, verbessert die Verwertung von Sauerstoff im Körper, obwohl durch die Reduzierung der Atemfrequenz während der Übungen dem Körper weniger Sauerstoff zugeführt wird, und fördert den Alpha-Rhythmus der Gehirnströme. Wie die Meditation verlangsamt Yoga den Alterungsprozeß bzw. kehrt ihn bis zu einem gewissen Punkt sogar um. Die Gurus behaupten, daß Yoga die Lebenskraft stimuliert und damit auch die

Fähigkeit des Körpers, sich ins Gleichgewicht zu bringen und sich selbst zu heilen.

Andere wohltuende Auswirkungen, die Ihnen Yoga ebenso wie Meditation vermittelt, sind schwer in Worte zu fassen oder zu beschreiben. Sie schreiten gesund, ausgeglichen, heiter und selbstbewußt durch Ihr Leben, die Sorgen des Alltags verlieren ihre übergroße Bedeutung. Sie wissen, daß es Situationen gibt, mit denen Sie sich auseinandersetzen müssen, aber Sie lassen sich davon nicht mehr aus der Ruhe bringen.

Weiter unten sind Yoga-Übungen aufgelistet, die bei bestimmten Problemen, die häufig mit der Menopause verbunden sind, hilfreich wirken.

Regt die Blutzirkulation an und kräftigt die Muskeln

Yoga massiert die inneren Organe, regt die Blutzirkulation an und kräftigt die inneren wie die äußeren Muskeln. Wählen Sie aus dem Sie betreffenden Abschnitt eine oder zwei Körperübungen aus oder machen Sie sie alle. Wichtig ist nur, daß Sie es regelmäßig tun. Eine genaue Beschreibung der einzelnen Übungen finden Sie im nächsten Kapitel. Die Übungen sind alphabetisch aufgeführt. Meist beginnt man aber mit Übungen im Stand, geht dann zu sitzenden und schließlich zu Übungen im Liegen über. Zu Beginn jedes Yoga-Trainings steht die Vollatmung, zum Abschluß die Tiefentspannung, unabhängig davon, ob diese beiden Übungen nun für das Sie speziell betreffende Problemfeld empfohlen sind oder nicht. Geben Sie nicht auf, wenn Ihnen eine Stellung unmöglich erscheint. Machen Sie regelmäßig weiter und der Erfolg wird sich, wenn auch nur langsam, einstellen. Sie sollten sich aber niemals zu einer bestimmten Haltung zwingen, es darf nie weh tun!

Natürlich dürfen Sie nicht erwarten, daß die Körperübungen schon nach dem ersten oder zweiten Mal eine sofortige Heilung bewirken. Natürliche Heilmittel arbeiten sanft und langsam mit dem Körper. Wenn Sie Yoga zu einem festen Bestandteil Ihres Tagesverlaufs machen, werden Sie schon bald seine wohltuende Wirkung spüren. Die *Asanas*, die Sie während der Zeit ausführen, können sich durchaus verändern, so wie Sie sich selbst im Laufe eines Lebens verändern. Stellen Sie sich am besten ein tägliches Routineprogramm zusammen, das Sie durch zusätzliche und speziell auf ein akutes Problem ausgerichtete Übungen ergänzen können.

Tägliches Routineprogramm

Eine genaue Beschreibung der Übungen, allgemeine Anleitungen zu Yoga-Übungen und Beispielprogramme finden Sie im nächsten Kapitel. Wenn Sie unsicher sind, ob Sie Yoga-Übungen ausführen dürfen, fragen Sie bitte Ihren Arzt.

Arthritis, Rheumatismus

Berg, Bogen, Fisch, Kerze, Knie-Brust-Haltung, Knie-Kopf-Haltung, Kobra, Oberkörperkreisen, Rückendehnung, Rückenklammer, Schulterrollen.

Depressionen, Nervenschwäche, Anspannung

Berg, Kerze, Pflug, Sonnengruß, Tiefentspannung, Vollatmung, Wechselatmung, Yoga Mudra.

Energie

Tiefentspannung, Schulterrollen, Vollatmung, Yoga Mudra.

Fortpflanzungsorgane

Bogen, Heuschrecke, Knie-Kopf-Haltung, Kniestellung, Kobra, Tiefentspannung, Uddiyana-Bandha.

Gedächtnis

Kerze, Kopfstand mit Abstützen, Sonnengruß, Tiefentspannung.

Geschlechtstrieb

Kerze, Knie-Kopf-Haltung, Kniestellung, Pflug, Uddiyana-Bandha, Vollatmung.

Gewichtsprobleme

Beine hoch, Bogen, Fisch, Heuschrecke, Kerze, Knie-Kopf-Haltung, Kobra, Oberkörperkreisen, Pflug, Schenkel dehnen, Seite heben, Seite dehnen, Sonnengruß, Uddiyana-Bandha, Yoga Mudra.

Haar

Kopfstand mit Abstützen, Stimulation der Kopfhaut.

Haut

Auch gegen Falten: Kerze, Knie-Kopf-Haltung, Kopfstand mit Abstützen, Löwe, Sonnengruß, Yoga Mudra.

Herz

Kerze, Sonnengruß.

Kopfschmerzen

Augenübung, Nackenübung, Pflug, Schulterrollen, Tiefentspannung.

Krampfadern

Kerze, Sonnengruß.

Osteoporose

Berg, Sonnengruß.

Schlafstörungen

Berg, Heuschrecke, Kerze, Knie-Kopf-Haltung, Kobra, Tiefentspannung.

Unregelmäßige Menstruation

Bogen, Fisch, Heuschrecke, Kerze, Knie-Kopf-Haltung, Kobra, Pflug, Uddiyana-Bandha.

Verstopfung

Bogen, Fisch, Knie-Brust-Haltung, Knie-Kopf-Haltung, Pflug, Tiefentspannung, Uddiyana-Bandha, Yoga Mudra.

10 Yoga-Übungen und Yoga-Tagebuch

Es ist wichtig, daß Sie Ihre Yoga-Übungen in einer bequemen und entspannten Atmosphäre durchführen, nur dann erzielen sie auch die gewünschte Wirkung. Sie brauchen genügend Platz und vor allem 20 bis 30 Minuten ungestörte Ruhe. Die Unterlage sollte flach und fest sein, wie der Fußboden oder die warme Erde.

Tragen Sie Kleidung, die Ihnen freie und ungehinderte Bewegung ermöglicht. Wenn Sie es entsprechend einrichten können, üben Sie nackt.

Besorgen Sie sich eine Matte, eine Decke oder ein großes Handtuch und ein kleines Kissen und verwenden Sie diese Ausrüstung nur für Ihr Yoga-Programm.

Yoga kann man zu jeder Tageszeit praktizieren, nach dem Essen sollte man jedoch mindestens eineinhalb Stunden abwarten. Viele Menschen sind am Nachmittag beweglicher als frühmorgens. Und manche können ihre Übungen nicht abends machen, weil sie Yoga so anregend und belebend finden, daß sie danach nicht einschlafen können. Sie müssen also für sich selbst den besten Zeitpunkt herausfinden. Sicher ist, daß die täglichen Yoga-Übungen Ihre Lebensqualität verbessern und Sie in vielerlei Hinsicht bereichern werden.

Den richtigen Zeitpunkt finden

Halten Sie jede Position und zählen Sie dabei langsam bis mindestens 10, besser bis 30. Wiederholen Sie jede Stellung mindestens dreimal oder so oft, wie es Ihnen möglich und sinnvoll erscheint. Überanstrengen Sie sich aber nicht, Sie brauchen keine neuen Rekorde aufzustellen. Bei Yoga geht es um Qualität, nicht um Quantität.

Nehmen Sie sich Zeit, bevor Sie mit dem Übungsprogramm beginnen, um Körper und Geist zu beruhigen. Setzen Sie sich ruhig hin, atmen Sie langsam, entspannen Sie Ihre Muskeln, versuchen Sie, heiter und gelassen zu sein, und entlassen Sie alle Gedanken an Kummer und Sorgen. Sagen Sie sich, daß Sie später darauf zurückkommen werden, und nehmen Sie sich ganz bewußt jetzt „frei" von diesen Gedanken. Während Sie die Übungen durchführen, sollten Sie sich auf die Zielvorstellung konzentrieren. Stellen Sie sich vor, daß alle Übungen, die Sie machen, schon richtig und anmutig gelingen. Achten Sie genau auf Ihren Körper und hören Sie darauf, was er Ihnen sagt. Vielleicht können Sie sogar in ein Zwiegespräch mit einem bestimmten Körperteil treten, das Ihnen Kummer bereitet, und auf diese Weise die Ursache der Schmerzen erfahren.(„Rücken, warum tust Du so weh? Was kann ich tun, um Dir zu helfen?") Vielleicht braucht Ihr Körper nur einfach mehr von Ihrer Aufmerksamkeit und Zuwendung.

Hören Sie auf Ihren Körper

Achten Sie auf jede einzelne Bewegung, die Sie ausführen. Stellen Sie sich Ihr Yoga-Programm wie die Zeitlupenaufnahme eines Tanzes vor. Nichts geschieht plötzlich und ruckartig. Jede Bewegung ist weich, fließend und anmutig. Stellen Sie sich vor, Sie seien eine grazile, schöne und ästhetische Erscheinung wie eine Ballerina. Die geistige Vergegenwärtigung dieses Bildes wird letztlich Wirklichkeit werden.

Einige Yoga-Stellungen

Für Yoga-Übungen wird häufig die Bezeichnung „Stellung" oder „Haltung" verwendet: Yoga ist kein kraftvolles Fitneßtraining. Man bewegt den Körper sanft in eine bestimmte Stellung und hält diese Position ein paar Sekunden lang. Man bewegt sich langsam und konzentriert sich auf die Bewegung. Yoga ist auch eine mentale Betätigung, nicht nur eine physische.

Als Faustregel für Ihr tägliches Yoga-Pogramm gilt, daß jede Vorwärtsdehnung durch eine Rückwärtsdehnung, jede rechtsseitige durch eine linksseitige Dehnung ausgeglichen wird. Ebenso gilt, daß bei jeder Beugung des Körpers ausgeatmet, bei jeder Dehnung oder Streckung eingeatmet wird. Diese Atemregeln sind sehr wichtig. Und vergessen Sie nicht: Sie dürfen niemals etwas erzwingen oder sich bei einer Übung überanstrengen.

Keine Überanstrengung

Augenübung. Einatmen und die Augen dabei fest schließen. Halten Sie diese Position und zählen Sie dabei langsam bis 10 oder 20. Öffnen Sie nun die Augen, reißen Sie sie auf so weit Sie nur können, rollen Sie die Augen in einem ganzen Kreis, so als ob Sie mit den Augen ein Insekt verfolgen, das Ihr Gesicht umkreist. Rollen Sie die Augen auch in die entgegengesetzte Richtung. Dann schauen Sie mehrere Male nach oben, unten und zur Seite. Schließen Sie die Augen und atmen Sie tief durch. Vergegenwärtigen Sie sich die heilende Energie, die Ihren Augen neue Kraft verleiht.

Beine hoch. Sie liegen auf dem Rücken, die Arme sind ausgestreckt. Entspannen Sie sich. Beugen Sie das rechte Knie zur Brust, strecken Sie das Bein nach oben und bringen Sie es soweit wie möglich an Ihren Kopf heran, ohne das Knie zu beugen. Dann senken Sie das gestreckte rechte Bein nach links, bis die Fußspitzen den Boden berühren, wieder versuchen Sie, so nahe wie möglich an Ihren Kopf heranzukommen. Die Schultern bleiben dabei auf dem Boden, das Knie bleibt gestreckt. Zählen Sie in dieser Stellung bis zehn. Heben Sie das Bein wieder nach oben und senken Sie es langsam in die Ausgangsposition. Beinwechsel.

Berg. Sie sitzen mit gekreuzten Beinen auf dem Boden. Einatmen. Strecken Sie beide Arme nach oben über den Kopf und falten Sie die Hände wie zum Gebet. Ziehen sie die Arme nach oben. Atmen Sie dabei fünfmal oder noch öfter so tief und langsam wie möglich. Atmen Sie aus und senken Sie langsam die Arme. Entspannen Sie sich.

Bogen. Sie liegen auf dem Bauch; greifen Sie mit den Händen nach hinten zu den Fesseln. Einatmen. Atem anhalten. Heben Sie die Beine, den Brustkorb und den Kopf. Der Rücken biegt sich wie ein Bogen, der einen Pfeil abschießt. Wiederholen Sie diese Übung, wenn möglich, mehrere Male.
Vorsicht: Diese Übung ist nicht zu empfehlen, wenn Sie an einem Magengeschwür, einem Bruch oder an Drüsenbeschwerden leiden.

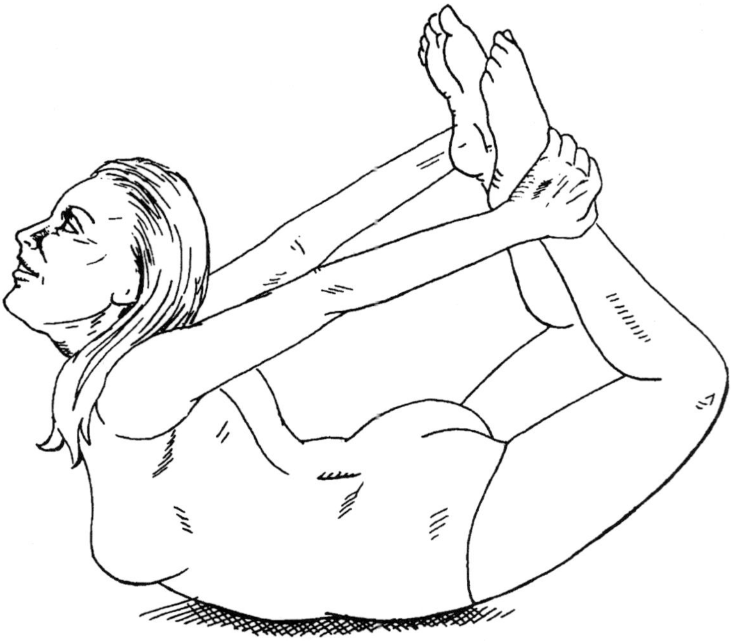

Gleichmäßiges Atmen

Fisch. Sie liegen auf dem Rücken. Stützen Sie sich auf Vorderarme und Ellbogen und heben Sie den Oberkörper. Der Kopf fällt zurück, der Scheitel ist zum Boden gerichtet. Senken Sie Ihren Körper langsam, bis der Scheitel den Boden berührt. Der Rücken ist gebogen. Das Körpergewicht ruht auf dem Gesäß und auf dem Kopf. Arme und Hände entspannen sich, die Handflächen zeigen nach oben. Der übrige Körper ist völlig entspannt. Atmen Sie gleichmäßig in den Bauch. Zählen Sie langsam bis 30. Dann stützen Sie vorsichtig wieder die Ellbogen auf, um das Gewicht zu halten; heben Sie vorsichtig den Kopf und bringen Sie den Körper in die Ausgangsposition zurück. Entspannen Sie sich.

Heuschrecke. Sie liegen auf dem Bauch, das Kinn stützt sich auf den Boden. Ballen Sie die Hände zu Fäusten und stützen Sie damit die Leistengegend ab. Einatmen. Mit der unteren Rückenmuskulatur heben Sie nun ein Bein. Halten Sie es ein paar Sekunden, senken Sie das Bein und entspannen Sie. Beinwechsel. Wiederholen Sie die Übung so oft, wie es Ihnen ohne Überanstrengung möglich ist.
Vorsicht: Diese Übung ist nicht geeignet, wenn Sie einen Bruch oder akute Rückenprobleme haben.

Kerze. Sie liegen auf dem Rücken, die Hände stützen mit den Handflächen die Hüften. Atmen Sie ein und heben Sie langsam die Beine und den Unterkörper. Stützen Sie sich mit den Händen. Heben Sie nun auch den unteren und dann den oberen Rücken Ihr Kinn berührt nun die Brust, und der gesamte Körper streckt sich nach oben. Atmen Sie langsam und halten Sie diese Position so lange wie möglich, aber nicht länger als 15 Minuten. Am Ende rollen Sie Ihren Rücken langsam wieder ab und stützen ihn dabei mit den Händen. Wenn der Rücken wieder am Boden liegt, senken Sie auch langsam die Beine. Entspannen Sie sich.
Vorsicht: Diese Übung eignet sich nicht, wenn Sie hohen Blutdruck oder eine vergrößerte Leber oder Milz haben (siehe auch die „Pflug“-Stellung, S. 222).

Knie-Brust-Haltung. Sie liegen auf dem Rücken; einatmen; bringen Sie die angewinkelten Knie zur Brust. Umfassen Sie die Knie mit Ihren Händen und schaukeln Sie leicht auf dem Rücken vorwärts und rückwärts. Senken Sie die Beine wieder und atmen Sie aus. Wieder einatmen; bringen Sie nun nur das

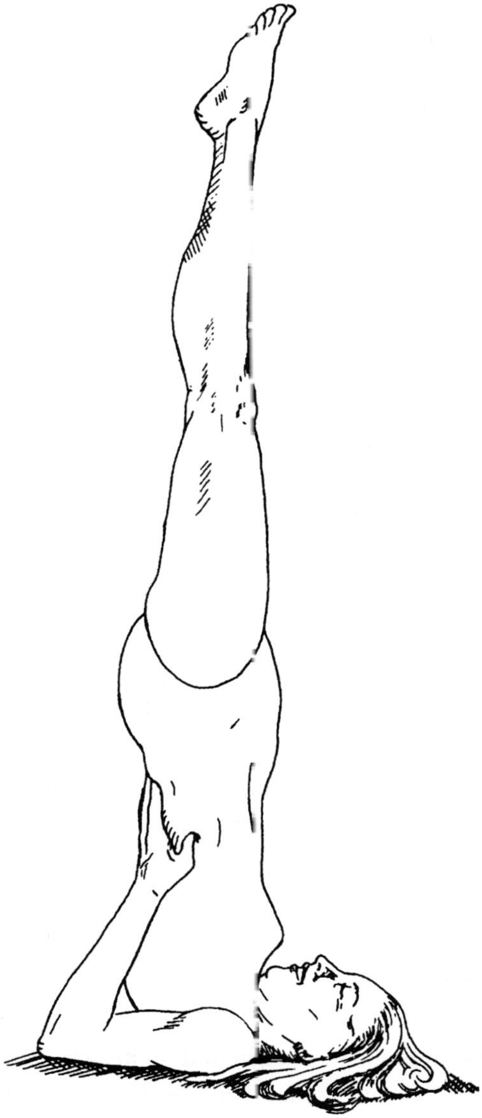

„Kerze“

rechte Knie zur Brust, halten Sie es mit beiden Händen, heben Sie den Kopf und berühren Sie das Knie mit der Nase. Halten Sie den Atem an und zählen Sie in dieser Stellung bis zehn. Ausatmen und den Kopf senken, aber nicht ablegen. Wiederholen Sie die Übung fünfmal. Immer einatmen, wenn sie den Kopf heben, und ausatmen, wenn Sie ihn wieder senken. Strecken Sie nun das Bein aus und legen Sie es langsam auf den Boden. Beinwechsel. Zum Abschluß heben Sie wieder beide Knie zur Brust und berühren sie bei angehaltenem Atem mit der Nase. Atmen Sie aus und senken Sie die Beine. Entspannen Sie sich.

Knie-Kopf-Haltung. Sie sitzen mit gerade ausgestreckten Beinen auf dem Boden; bringen Sie die rechte Ferse zum Damm. Einatmen, die Arme strecken sich über den Kopf. Halten Sie den Atem an und senken Sie die Arme zum linken Fuß. Überanstrengen Sie sich nicht. Gehen Sie mit den Händen nur so weit nach vorne, wie es Ihnen angenehm ist. Mit der entsprechenden Übung schaffen Sie es eines Tages schon. Halten Sie die jeweils erreichte Position eine Zeitlang und spüren Sie die angespannten Muskeln. Dehnen Sie sich noch ein kleines Stückchen weiter. Atmen Sie langsam und halten Sie diese Stellung etwa eine Minute. Schließen Sie die Augen, das hilft Ihnen vielleicht. Atmen Sie ein und heben Sie langsam den Körper, die Arme strecken sich wieder über den Kopf nach oben. Atmen Sie aus und legen Sie die Arme ab. Entspannen Sie sich. Beinwechsel. Versuchen Sie die Übung auch mit beiden Fersen am Damm.
Vorsicht: Diese Übung ist nicht zu empfehlen, wenn Sie einen Bandscheibenvorfall haben.

Kniestellung. Sie knien auf dem Boden, der Rücken ist gerade. Setzen Sie sich auf die Fersen zurück. Grätschen Sie nun die Fersen auseinander und gleiten Sie vorsichtig mit dem Gesäß auf den Boden. Brechen Sie die Übung sofort ab, wenn Sie dabei Schmerzen in den Knien haben.

Bei Schmerzen abbrechen

Kobra. Sie legen sich auf den Bauch. Die Hände liegen mit der Handfläche nach unten unter den Schultern. Einatmen. Drücken Sie sich mit den Armen nach oben, so daß sich Brustkorb und Kopf vom Boden heben. Legen Sie den Kopf so weit wie möglich zurück. Schauen Sie nach oben. Der Rücken ist gebogen, aber der Nabel muß noch den Boden berühren. Zählen Sie langsam bis zehn oder weiter und halten Sie dabei den Atem an. Stellen Sie sich vor, so biegsam wie eine Kobra zu sein. Dann atmen Sie langsam aus und sinken wieder auf den Boden zurück. Entspannung. Wiederholen Sie die Übung so oft Sie wollen.

Vorsicht: Diese Übung eignet sich nicht, wenn Sie an einem Magengeschwür, einem Bruch oder Drüsenbeschwerden leiden.

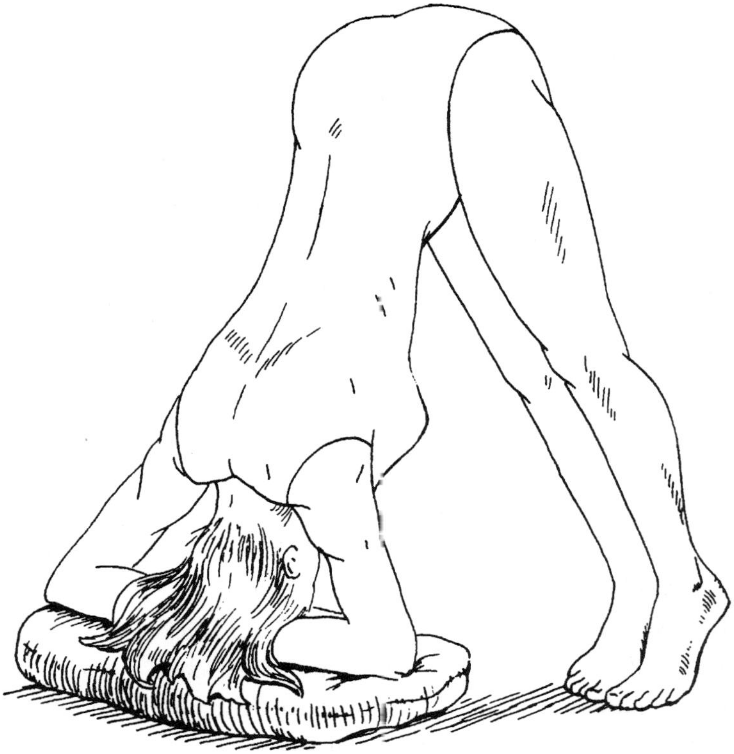

„Kopfstand mit Abstützen"

Kopfstand mit Abstützen. Für diese Übung brauchen Sie ein kleines Kissen. Gehen Sie in den Kniestand, setzen Sie sich zurück auf die Fersen; das Kissen liegt etwa 20 cm vor Ihnen. Strecken Sie die Arme aus. Verschränken Sie die Finger. Verlagern Sie das Gewicht nach vorne; legen Sie die verschränkten Hände und den Kopf auf das Kissen; die verschränkten Hände umschließen den Hinterkopf. Heben Sie die Fußsohlen senkrecht vom Boden ab, so daß Sie nur noch auf den Zehenspitzen stehen. Drücken Sie sich mit den Zehen fest vom Boden ab und schieben Sie Ihr Gesäß nach oben. Von der Seite sehen Sie nun aus wie ein umgekehrtes V. Bewegen Sie nun langsam und vorsichtig Ihre Zehen nach vorne, bis die gebeugten Knie nahe bei der Brust sind. Der Rücken ist jetzt leicht gerundet. Zählen Sie in dieser Haltung bis 20. Senken Sie die Knie zum Boden und zählen Sie noch einmal bis 20. Heben Sie langsam den Kopf, setzen Sie sich mit gekreuzten Beinen zurück und atmen Sie tief und langsam.

Löwe. Stellen Sie sich vor, Sie sind ein bronzener Löwe, der vor dem Eingangsportal einer großen Bibliothek sitzt. Setzen Sie sich auf die Fersen, die Hände liegen auf den Knien, die Finger sind so weit wie möglich gespreizt. Strecken Sie die Zunge heraus wie ein hechelnder Hund, spannen Sie die Zunge dabei aber an. Auch die Halsmuskeln sind angespannt. Verdrehen Sie die Augen nach oben und nach hinten in den Kopf hinein. Atmen Sie tief aus und sagen Sie dabei „Ahhhhh“. Passen Sie auf, daß niemand Sie dabei photographiert! Entspannen Sie sich wieder.

Nackenübung. Sitzen Sie aufrecht. Nicken oder wippen Sie den Kopf langsam dreimal nach vorne. Dann nach links, dann nach hinten und schließlich zur rechten Schulter. In jeder Position dreimal. Dann rollen Sie den Kopf langsam dreimal in die eine und dreimal in die andere Richtung. Mit dieser Übung lösen Sie Verspannungen im Nacken und in den Schultern. Sie können sie mehrmals täglich zwischendurch machen.

Oberkörperkreisen. Sie stehen bequem auf dem Boden, die Fersen berühren sich, die Hände sind in der Hüfte abgestützt. Beugen Sie den Oberkörper leicht nach vorne. Halten sie diese Stellung und zählen Sie bis fünf. Dann rollen Sie von der Hüfte aus weit ausholend nach links. Die Knie bleiben gestreckt. Halten Sie die neue Position wieder bis fünf. Dann schwenken Sie den Oberkörper in einem weiten Kreis nach hinten. Halten. Dann zur Rechten. Halten. Wenn Sie sich wieder nach vorwärts bewegen, beugen Sie den Oberkörper etwas tiefer. Wiederholen Sie die einzelnen Stellungen nun in der tieferen Lage, wobei jede Position bis fünf gehalten wird. Bei der dritten Runde wird der Oberkörper noch weiter nach unten gebeugt. Es ist wichtig, daß die Drehung des Oberkörpers in weiten Kreisen erfolgt und daß jede Position bis fünf gehalten wird. Bewegen Sie sich langsam. Nach der dritten Runde schütteln Sie die Arme aus und entspannen Sie sich.

Drehung des Oberkörpers

Pflug. Sie liegen auf dem Rücken, die Hände befinden sich unter den Hüften, Handflächen am Boden. Drücken Sie die Handflächen fest gegen den Boden und heben Sie die Beine langsam über den Körper, bis die Zehen den Boden hinter Ihrem Kopf berühren. Die Beine bleiben gestreckt. Entspannen Sie Schultern, Arme und Hände. Atmen Sie langsam in den Bauch hinein. Wenn nötig, können Sie Ihre Knie auf der Stirn ablegen. Halten Sie diese Position so lange wie möglich. Atmen Sie ein, machen Sie einen runden Rücken und rollen Sie langsam ab. Ausatmen und entspannen. Wenn Ihnen der Pflug oder auch die Kerze während der Periode unangenehm sind, nehmen Sie diese Übungen erst danach wieder in Ihr Programm auf.

Rückendehnung. Sie sitzen mit geradem Rücken auf dem Boden, die Beine sind ausgestreckt. Die Hände liegen auf den

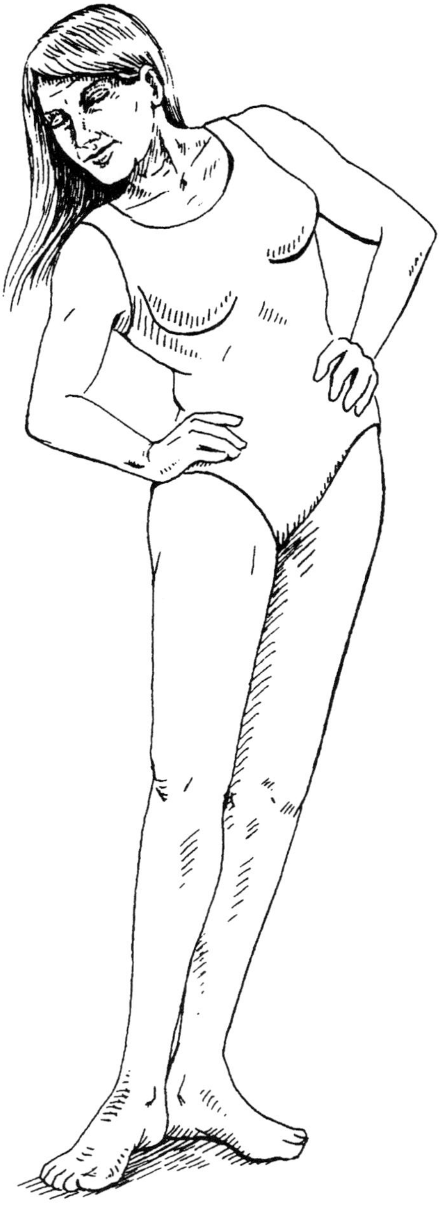

„Oberkörperkreisen“

Oberschenkeln. Heben Sie die Arme langsam über den Kopf und dehnen Sie Ihren Körper in einer anmutigen Bewegung nach hinten. Dann beugen Sie die gestreckten Arme und den Oberkörper langsam nach vorne. Die Hände ruhen wieder auf den Schenkeln. Der Nacken ist entspannt, der Kopf fällt nach vorne. Halten Sie die Knie, beugen Sie die Ellbogen nach außen und versuchen Sie, die Stirn zu den Knien zu bewegen. Ziehen Sie den Körper so weit wie möglich nach unten, die Knie bleiben aber gestreckt. Halten Sie diese Stellung und zählen Sie bis 20. Richten Sie sich langsam auf, die Hände gleiten zurück zu den Oberschenkeln. Wiederholen Sie diese Übung dreimal. An den folgenden Tagen versuchen Sie, die Hände langsam immer weiter an den Beinen nach unten gleiten zu lassen, bis Sie schließlich Ihre Fesseln und zuletzt die Zehen umfassen. Sie dürfen aber nichts erzwingen. Lassen Sie sich Zeit. Niemand drängt Sie.

Hände nach unten gleiten lassen

Rückenklammer. Diese Übung können Sie im Fersensitz oder im Stehen durchführen. Die rechte Hand reicht über die Schulter zurück und greift die linke Hand über den Schulterblättern. Halten Sie diese Stellung ein paar Sekunden lang und wiederholen Sie sie dann mit der anderen Hand.

Schenkeldehnung. Sie sitzen aufrecht und ziehen die Füße an den Körper. Die Fußsohlen liegen aneinander, halten Sie sie fest und ziehen sie kräftig zum Schritt. Senken Sie nun die Knie zu den Seiten. Zählen Sie bis 20. Entspannen Sie sich, die Knie gehen wieder hoch. Wiederholen sie noch einmal, ziehen Sie die Füße nahe an den Körper, senken Sie die Knie. Halten, dann entspannen und die Beine ausstrecken.

Schulterrollen. Entspannen Sie die Schultern. Stellen Sie sich vor, Sie sind eine weiche Stoffpuppe. Rollen Sie die Schultern in kreisförmigen Bewegungen vier- oder fünfmal vorwärts und rückwärts.

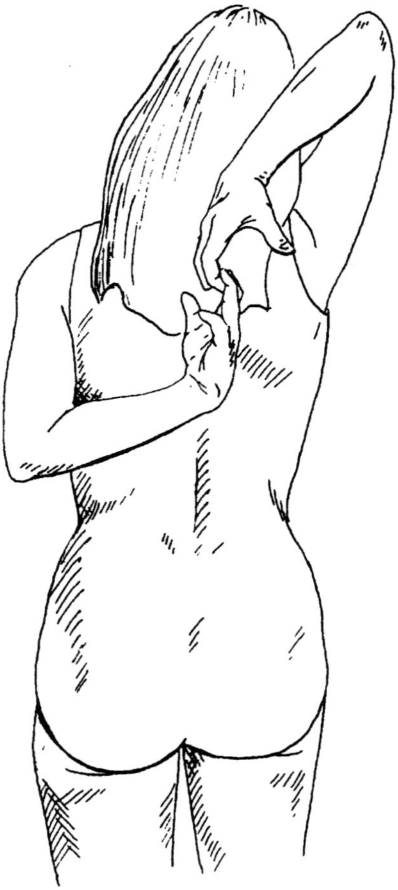

„Rückenklammer"

Seite dehnen. Sie stehen leicht gegrätscht. Strecken Sie die Arme in Schulterhöhe zur Seite. Beugen Sie sich nun langsam zur linken Seite und umfassen Sie mit der linken Hand das Knie. Der rechte Arm dehnt sich über den Kopf zur linken Seite. Ellbogen und Knie bleiben gestreckt. Zählen Sie bis 15 in dieser Position. Richten Sie sich langsam auf und wiederholen Sie die gleiche Übung zur rechten Seite. Mit entsprechender Übung können Sie auch bald die Wade umfassen.

Seite heben. Sie liegen auf der linken Seite, der Ellbogen ist aufgestützt, der Kopf liegt auf der Hand. Die rechte Hand liegt mit der Handfläche nach unten auf dem Boden vor Ihnen. Heben Sie nun langsam das rechte Bein und halten Sie es so hoch wie möglich. Zählen Sie dabei bis fünf. Legen Sie das Bein wieder ab. Drücken Sie nun fest mit der rechten Hand gegen den Boden und versuchen Sie, beide Beine gleichzeitig ein wenig zu heben. Zählen Sie bis fünf. Achten Sie darauf, daß die Beine parallel zum Körper bleiben und nicht hin und her schwanken. Senken Sie beide Beine wieder ab und wiederholen Sie noch einmal, diesmal heben Sie die Beine schon etwas höher. Halten und bis fünf zählen. Seitenwechsel. Dann legen Sie sich zurück zur völligen Entspannung.

Sonnengruß. Diese Übung beinhaltet eine Reihe von Haltungen, die alle Muskeln trainieren und die inneren Organe massieren. Es ist sozusagen eine bewegte Meditation, die die Sonne sowohl innerlich als auch äußerlich begrüßt. Frühaufsteher bestehen darauf, bei der ersten Dämmerung die Sonne mit dieser Übung herbeizurufen. Der Sonnengruß sollte als kontinuierlicher Bewegungsablauf durchgeführt werden, man bewegt sich geschmeidig und wie in der Zeitlupe von einer Position zur nächsten. Zur Atemtechnik: Bei jeder Dehnung und Streckung wird eingeatmet, bei jeder Beugung des Körpers wird ausgeatmet.

Dehnung und Streckung, einatmen – Beugung, ausatmen

1. Stehen Sie gerade, die Füße nebeneinander. Falten Sie Ihre Hände wie zum Gebet vor der Brust. Machen Sie diese Bewegung langsam und bewußt und genießen Sie diese Haltung, die an sich schon genügt, um Sie zu beruhigen und auf Sie selbst zu konzentrieren. Werden Sie sich Ihres Körpers und Ihrer Seele bewußt.
2. Atmen Sie ein und heben Sie dabei die Arme über den Kopf, beugen Sie sich leicht nach hinten. Die Hände berühren sich nun nicht mehr.

3. Atmen Sie aus und beugen Sie sich nach vorne, die Beine bleiben gestreckt. Berühren Sie mit den Händen den Boden oder gehen Sie so weit nach unten wie möglich.
4. Halten Sie den Atem an. Beugen Sie nun in einer anmutigen Bewegung das linke Knie und strecken Sie das rechte Bein so weit wie möglich nach hinten, die Zehen bleiben am Boden. Stützen Sie die Hände am Boden ab und legen Sie den Kopf zurück. Schauen Sie nach oben.
5. Einatmen und halten. Während Sie Ihr Gewicht mit den Händen und den Zehen des rechten Fußes stützen, strecken Sie nun auch das linke Bein nach hinten aus und stellen es parallel zum rechten Bein. Heben Sie das Gesäß, so daß Ihr Körper nun aussieht wie ein umgekehrtes V. Entspannen Sie den Nacken und lassen Sie den Kopf zwischen die Arme sinken. Ausatmen und halten. Versuchen Sie, Ihre Füße flach auf dem Boden zu halten.
6. Halten Sie den Atem an und senken Sie nun die Schultern und die Knie zum Boden, der Bauch bleibt noch ein wenig in der Luft.
7. Atmen Sie ein und gleiten Sie anmutig in die Kobra-Stellung. Halten.
8. Atmen Sie aus und heben Sie das Gesäß nach oben, um wieder das umgekehrte V zu bilden. Sie machen jetzt alle Bewegungen in der umgekehrten Reihenfolge, bis Sie wieder bei der Ausgangsposition angelangt sind.
9. Einatmen und Position 4 wiederholen. Dieses Mal winkeln Sie das rechte Knie ab und strecken das linke Bein nach hinten.
10. Ausatmen und Position 3 wiederholen, beugen Sie sich von der Hüfte aus nach unten.
11. Einatmen, Position 2 wiederholen, die Arme sind über dem Kopf.
12. Ausatmen und die Ausgangsposition einnehmen, die Handflächen sind vor der Brust gefaltet.

Stimulation der Kopfhaut. Diese Yoga-Übung ist nicht ganz so sanft wie alle anderen. Sie soll ruhig ein bißchen weh tun. Greifen Sie mit den Händen zwei dicke Haarbüschel direkt an der Kopfhaut und ziehen Sie die Kopfhaut kräftig vor- und rückwärts. Etwa 25mal. Lassen Sie das Haar wieder los und fühlen Sie das Prickeln in der Kopfhaut.

Tiefentspannung. Sie liegen auf dem Rücken, die Arme neben dem Körper, die Handflächen nach oben. Die Füße sind leicht gegrätscht. Machen Sie mehrere Male die Vollatmung und konzentrieren Sie sich auf die beruhigende Welle der Entspannung, die Ihren Körper durchläuft und Sie ganz locker macht. Atmen Sie tief und ruhig; Sie sind völlig entspannt.
Beim langsamen Einatmen spannen Sie die Muskeln in den Zehen, Füßen und Knöcheln an. Halten Sie den Atem einen Augenblick an, entspannen Sie beim Ausatmen Zehen, Füße und Knöchel.
Atmen Sie wieder ein und spannen Sie die Muskeln von Zehen, Füßen, Knöcheln, Waden, Knien und Oberschenkeln. Halten, langsam ausatmen, entspannen.
Einatmen und Anspannen der Muskeln der Zehen, Füße, Knöchel, Waden, Knie, Oberschenkel, Hüfte, Becken und Bauch. Halten, ausatmen und völlig entspannen.
Einatmen, Anspannen der Zehen, Füße, Knöchel, Waden, Knie, Oberschenkel, Hüfte, Becken, Bauch, Hände, Armgelenke, Schultern und der Brust. Langsam ausatmen und entspannen.

Völlige Entspannung und Ruhe genießen

Einatmen, die vorher genannten Körperteile und zusätzlich Nacken, Gesicht, Augen, Ohren und Kopfhaut anspannen. Spannen Sie Ihre Zunge an, kräuseln Sie Ihre Nase, ziehen Sie eine Schnute, schielen Sie, ziehen Sie den Hals zusammen, spannen Sie den gesamten Körper an. Halten Sie den Atem an, beobachten Sie sich in dieser ganz gespannten Haltung. Dann ausatmen und völlig entspannen. Sie fühlen sich so schwer, daß Sie gar nicht mehr aufstehen wollen. Genießen Sie diese völlige Entspannung und Ruhe.

Uddiyana-Bandha (auch **Baucheinzieher** genannt). Sie stehen leicht gegrätscht, die Knie sind etwas gebeugt, der Rücken ist gerade. Legen Sie die Hände auf die Oberschenkel, die Daumen zeigen nach oben zum Körper (die Hände sind nicht parallel zu den Beinen.) Atmen Sie kräftig aus und ziehen Sie die Bauch- und Beckenmuskeln an. Halten Sie diese Position etwa zwei Sekunden lang. Dann entspannen Sie den Beckenbereich und ziehen ihn wieder an. Sie lassen Ihren Darm sozusagen „Aufzug" fahren. Wiederholen Sie diesen Aufzug immer wieder, ohne dabei einzuatmen. Mit entsprechender Übung sollten Sie es etwa 20mal schaffen, bevor Sie wieder einatmen. Damit stärken Sie Ihre Bauch- und Beckenmuskulatur und massieren die Organe in diesem Bereich. Am Ende richten Sie sich auf und atmen langsam und tief durch.

Vollatmung (auch als **Bauchatmung** bekannt). Sie liegen auf dem Rücken oder stehen gerade. Legen Sie die Hände so auf den Bauch, daß sich die Fingerspitzen gerade berühren. Atmen Sie durch die Nase ein und dehnen Sie dabei nur den Bauch. Die Fingerspitzen bewegen sich auseinander. Halten Sie den Atem. Ausatmen. Nun berühren sich die Fingerspitzen wieder. Wiederholen Sie diese Atemübung fünf- bis zehnmal.
Dann legen Sie die Hände auf den Brustkorb. Atmen Sie ein und dehnen Sie dabei nur den Brustkorb. Dies ist die sogenannte Zwerchfellatmung. Auch hier sollten sich die Fingerspitzen beim Einatmen auseinander bewegen und sich beim Ausatmen berühren. Wiederholen Sie die Übung langsam mehrere Male.
Legen Sie nun Ihre Hände auf das Schlüsselbein. Beim Ein- und Ausatmen hebt und senkt sich nur der obere Brustbereich. Dies ist die flache Atmung, die die meisten Menschen praktizieren. Merken sie den Unterschied?

Die flache Atmung

Nun kombinieren wir diese verschiedenen Arten der Atmung, um die Vollatmung zu erreichen. Legen sie die Hände an Ihre Seiten; entspannen Sie sich. Atmen Sie langsam ein und dehnen

Mit Atmung beruhigen und Energie tanken

Sie dabei zunächst den Bauch, dann das Zwerchfell und schließlich die Brust, so als würde eine sanfte Welle durch Ihren Körper fließen. Halten Sie ein paar Sekunden den Atem an. Atmen Sie dann in der gleichen Reihenfolge wieder aus: Bauch, Zwerchfell, Brust. Achten Sie darauf, wie Sie sich fühlen. Wiederholen Sie dies mehrere Male. Mit dieser Atmung können Sie sich beruhigen und gleichzeitig neue Energie tanken.
Versuchen Sie, immer so zu atmen. Denken Sie daran, mehrmals täglich diese neue Atemtechnik zu praktizieren, bis sie zur Gewohnheit wird. Allein schon diese eine Übung kann Ihr Leben verändern!

Wechselatmung. Eine wunderbare Art, Energie zu tanken.

1. Setzen Sie sich mit gekreuzten Beinen auf den Boden, die Hände liegen auf den Knien oder Schenkeln. Entspannen Sie sich, aber sitzen Sie aufrecht. Schließen Sie die Augen.
2. Legen Sie die rechte Hand über die Nase, der Daumen ruht auf der einen Seite, der zweite und der dritte Finger berühren leicht die Stirn zwischen den Augenbrauen, und der vierte und der fünfte Finger liegen auf dem anderen Nasenflügel gegenüber dem Daumen.
3. Atmen Sie langsam durch beide Nasenlöcher aus.
4. Schließen Sie mit dem Daumen das rechte Nasenloch.
5. Atmen Sie durch das linke Nasenloch ein und zählen Sie dabei bis acht. (Alle folgenden Schritte werden ebenfalls bis acht ausgezählt.)
6. Schließen Sie das linke Nasenloch und halten Sie den Atem an. (Beide Nasenflügel sind jetzt geschlossen.)
7. Öffnen Sie das rechte Nasenloch und atmen Sie aus.
8. Atmen Sie durch das rechte Nasenloch wieder ein.
9. Schließen Sie das rechte Nasenloch und halten Sie den Atem an.
10. Öffnen Sie das linke Nasenloch und atmen Sie wieder aus.

Damit ist die erste Runde abgeschlossen. Wiederholen Sie diese Atemübung fünfmal. Zählen Sie langsam und rhythmisch, atmen Sie tief und ruhig. Nach fünf Runden legen Sie die Hand wieder zurück auf das Knie oder den Schenkel und bleiben noch eine Weile mit geschlossenen Augen sitzen – Sie können nun meditieren.

Yoga Mudra (Kreuzdehnungshaltung). Sie sitzen mit gekreuzten Beinen; atmen Sie aus und lehnen Sie sich dabei nach vorne, bis Ihre Stirn den Boden berührt. Die Arme liegen hinter dem Körper, eine Hand hält das Handgelenk der anderen. Atmen Sie gleichmäßig und halten Sie die Position so lange Sie wollen, aber nicht länger als 15 Minuten. Dann einatmen und langsam wieder aufrichten.

Vorschläge für ein Übungsprogramm

Verschiedene Routineprogramme

Sie werden schon bald Ihr individuelles Yoga-Programm zusammenstellen wollen, das alle die Übungen enthält, die Ihnen in Ihrer augenblicklichen Verfassung am besten entsprechen. Wenn Sie sich zwei oder drei verschiedene Routineprogramme vornehmen, die Sie an aufeinanderfolgenden Tagen absolvieren, dann können Sie eine größere Anzahl von Haltungen üben, ohne jeweils mehr Zeit investieren zu müssen. Meistens wird man eine bestimmte Gruppe von Übungen täglich machen, während andere im Laufe einer Woche abgewechselt werden. Wenn Sie so beschäftigt sind, daß Sie an manchen Tagen gar keine Zeit für Yoga haben, dann machen Sie wenigstens ein- oder zweimal den Sonnengruß. Körper, Seele und Geist werden es Ihnen danken.

Programm 1: Vollatmung, Seite dehnen, Sonnengruß, Knie-Brust-Haltung, Heuschrecke, Tiefentspannung.
Programm 2: Vollatmung, Oberkörperkreisen, Knie-Kopf-Haltung, Schenkeldehnen, Kobra, Tiefentspannung.
Programm 3: Vollatmung, Sonnengruß, Seite dehnen, Knie-Kopf-Haltung, Bogen, Yoga Mudra, Wechselatmung.

Yoga-Tagebuch

Schreiben Sie hier auf, welche Fortschritte Sie machen und welche Programmabfolge Ihren jeweiligen Bedürfnissen am besten entspricht.

11 Meditation und Visualisierung

Es liegt in unserer Macht, ob wir uns gesund oder krank fühlen,
reich oder arm, frei oder gefangen.
Wir selbst bestimmen dies und niemand sonst.
Richard Bach, Illusions

Wenn wir lernen, bewußt über uns selbst zu bestimmen, werden wir uns in keiner Lebenssituation mehr als Opfer empfinden – weder als Opfer des Alters, der Vererbung noch irgendeines herumschwirrenden Bazillus, der uns krank macht. Vielen mag diese Behauptung sehr idealistisch und naiv, ja sogar dumm erscheinen. Und doch entspricht sie der Wahrheit.

Isaac Newton hätte Einsteins Gesetze der Schwerkraft und die heutige Quantenphysik ebenso unrealistisch gefunden. In einer gewissen Weise sind wir in unserem westlichen Kulturkreis so sehr von diesem Newtonschen Weltbild geprägt, daß es uns schwer fällt, das Metaphysische, d.h. das Nichtkörperliche anzuerkennen.[11] Newton und Tausende anderer westlicher Wissenschaftler nach ihm lehrten uns, daß die Welt und das Universum eine riesige Maschine seien, ein riesiges Uhrwerk, das, einmal in Gang gesetzt, ohne unser Zutun, ohne Gefühl und ohne Zagen für immer weiterläuft.

Das Nichtkörperliche anerkennen

Und so sind wir Menschen in der westlichen Zivilisation in dem Glauben groß geworden, daß wir einerseits keine wirkliche Kontrolle über unser Leben haben, daß wir aber andererseits diesem gefühllosen Universum gegenüber überlegen sind

11 Vielleicht beruht aber auch das Metaphysische auf einer physischen Wechselwirkung, die so eindeutig ist, daß sie sogar Newton zufriedengestellt hätte. Wir können sie uns nur ebenso wenig vorstellen, wie die Wissenschaftler des 16. Jahrhunderts etwas von Radio- oder Röntgenstrahlen erahnten.

und es mit der entsprechenden Technologie gottähnlich kontrollieren können. Man bringt uns bei, daß der einzelne ein winziges unbedeutendes Wesen sei, das für jedes Problem einen Experten zu Rate ziehen müsse, ob es sich nun um eine Klempnerarbeit, um geistige Führung oder um eine Krankheit handelt. Nur die Fachleute haben das nötige Spezialwissen und damit die Macht.

Diese Einstellung ändert sich allerdings allmählich: Auch moderne Physiker beginnen anzuerkennen, was Gelehrte aus dem östlichen Kulturkreis, Mystiker und Heilige aller Überzeugungen (einschließlich Jesus) schon seit langem behaupten:
„Es gibt mehr Ding' im Himmel und auf Erden,
Als Eure Schulweisheit sich träumt ..."[12]

Es gibt tatsächlich mehr in diesem Leben und in dieser Welt, als das, was physikalisch erklärbar ist; die Macht des menschlichen Geistes ist letztendlich grenzenlos.

Die Möglichkeit der Meditation

Die Meditation ist eine Möglichkeit, sich diese Macht zu erschließen – dieses Potential, über das wir alle verfügen und das es uns ermöglicht, die Kontrolle über unseren Körper und unser Leben zu ergreifen. Sie eröffnet uns, wie manche sagen, den Blick in die Unendlichkeit. Die Meditation, diese metaphysische Reise, öffnet Ihnen mit der Zeit viele verschiedene Türen. Sie werden heiter, entwickeln mehr Einsicht und Verständnis, fühlen sich gesünder. Allein die Tatsache, daß Sie meditieren, bringt meßbare physiologische Veränderungen mit sich, die wiederholt belegt wurden:

- Der Alterungsprozeß wird verlangsamt.
- Der Cholesterinspiegel wird gesenkt.
- Schmerzen lassen nach.
- Sie brauchen weniger Schlaf.
- Die Gedächtnisleistung wird erhöht.
- Das Immunsystem wird gestärkt.
- Die Kreativität wird angeregt.

---

12 William Shakespeare, Hamlet, I, V.

- Die Blutzirkulation zum Gehirn steigt um durchschnittlich 65 %.
- Zu hoher Blutdruck sinkt.
- Sie werden leichter mit Streßsituationen fertig.
- Die Streßhormone im Blut nehmen ab.

Schon diese Liste klingt wie das optimale Behandlungsprogramm für alle Probleme der Menopause. Aber es kommt sogar noch besser. Alle diese wohltuenden Auswirkungen der Meditation sind nur der Anfang; sie kommen vielleicht einfach nur dadurch zustande, daß Sie sich ein- oder zweimal täglich in den Zustand passiver Entspannung begeben (langsamere Atmung, Alpha-Rhythmus der Gehirnwellen). Wenn Sie nun auch noch versuchen, die Visualisierung zu erlernen, dann erreichen Sie in der Tat die Kontrolle über Ihre geistige und körperliche Gesundheit und können jedes beliebige Problem meistern.

Zustand passiver Entspannung

Amerikanische Ärzte haben mit dieser Technik erstaunliche Erfolge bei Krebspatienten erzielt. Die Patienten lernen zu meditieren und sich vor ihrem geistigen Auge vorzustellen, wie die Krebszellen von den T-Zellen des Patienten angegriffen und verschlungen oder auf andere Art vernichtet werden. Man stellt sich das vom Krebs befallene Organ oder Körperteil in seinem kranken Zustand vor (die biologische Genauigkeit spielt dabei keine Rolle), dann vergegenwärtigt man sich den „Kampf" und die Vernichtung der Krebszellen, und schließlich erscheint das betroffene Gebiet völlig geheilt. Auch in anderen Krankheitsfällen haben Ärzte und Patienten die Visualisierung gewinnbringend einsetzen können.[13]

Die geistige Vergegenwärtigung funktioniert auch bei Sportlern. In einer Untersuchungsreihe mit Basketballspielern er-

13 Simonton, O. Carl, Matthews-Simonton, Stephanie and Creighton, James, *Getting Well Again: A Step-by-Step, Self-Help Guide to Overcoming Cancer for Patients and Their Families.* St. Martin's Press, Inc., 1978; Siegel, Bernie S., *Love, Medicine & Miracles.* Harper and Row, New York, 1986.

zielten diejenigen Spieler, die sich ihr gutes Spiel zuvor nur visuell vorgestellt hatten, im tatsächlichen Spiel mehr Punkte als die anderen, die vorher in der Halle ausgiebig trainiert hatten.

„Das ist ja toll“, werden sie jetzt vielleicht sagen, „aber ich habe momentan andere Probleme: Ich stecke mitten in den Wechseljahren. Und außerdem habe ich keine visuelle Vorstellungskraft.“

Warten Sie’s ab: Meditation und visuelle Vorstellungskraft helfen auch bei Hitzewallungen, und auch Sie können diese Technik erlernen!

Versuchen Sie es einmal

Lesen Sie den folgenden Abschnitt und machen Sie es sich anschließend bequem, entspannen Sie alle gebeugten oder angezogenen Gliedmaßen, schließen Sie die Augen, atmen Sie tief ein und langsam aus. Stellen Sie sich eine Zitrone vor. Denken Sie an ihre gelbe, unebene und doch glatte Oberfläche. Denken Sie an ihren frischen und klaren Duft. Dann stellen Sie sich vor, wie Sie die Zitrone in zwei Hälften schneiden. Hören und fühlen Sie, wie das Messer durch die Frucht gleitet und auf dem Schneidebrett darunter auftrifft. Sie sehen, wie ein Tropfen Zitronensaft an der Klinge des Messers hängt und wie der Saft an der frischen Schnittfläche der Zitrone perlt. Sie sehen das schimmernde Fruchtfleisch und riechen nun auch deutlich das starke Aroma der Zitrone. Stellen Sie sich nun vor, Sie berühren die frisch aufgeschnittene Zitrone mit Ihrer Zunge ...

Hat sich nicht eben bei der Vorstellung des säuerlichen Geschmacks Ihr Mund zusammengezogen? Ist Ihnen nicht das „Wasser im Mund zusammengelaufen“? Dann hatten Sie gerade eine erste „Kostprobe“ Ihrer geistigen Vorstellungskraft. Was ist passiert? Ihr Körper hat auf eine visuell vorgestellte Situation so reagiert, als hätte sie sich wirklich so abgespielt.

Sie haben somit eine wichtige neue Erfahrung gemacht, die Ihnen in Zukunft von Nutzen sein wird.

Der Körper kann nicht unterscheiden

Der Körper kann nicht unterscheiden zwischen wirklich stattfindenden Ereignissen und solchen, die man sich lediglich sehr lebhaft geistig vorstellt. Ist das nicht unglaublich? Das bedeutet natürlich nicht, daß Sie Ihrem Körper allein schon dadurch genügend Flüssigkeit oder genug Vitamin C zuführen, um Mangelerkrankungen abzuwehren, wenn Sie sich nur oft genug vorstellen, Zitronenlimonade zu trinken. Dieses kleine Beispiel beweist aber andererseits, daß *die Gedanken die Reaktionen des Körpers beeinflussen, daß geistige Energie sich auf die körperliche Befindlichkeit auswirkt.*

Gedanken beeinflussen

Eigentlich ist dies ja nichts Neues. Es passiert ständig, nur sind wir uns dieser Verbindung von Körper und Geist meist nicht bewußt. Stellen Sie sich vor, Sie hören mitten in der Nacht Schritte vor Ihrem Schlafzimmer. Wenn Sie nicht alleine leben, wird es irgendein Familienmitglied sein, das gerade zur Toilette gegangen ist, kein Problem also. Wenn Sie aber alleine in der Wohnung sind, bereitet sich Ihr Körper sofort darauf vor, sich vor der drohenden Gefahr zu schützen. Schon wenn Sie nur das Gefühl haben, in Gefahr zu sein, setzen verschiedene physiologische Reaktionen ein, die der Verteidigung oder dem Schutz des Körpers dienen. Es sind nicht die tatsächlichen nächtlichen Schritte vor Ihrer Tür, die Ihre Reaktionen auslösen; vielmehr beunruhigt Sie das, was Sie sich als Erklärung für diese unerwartete Ruhestörung zurechtlegen und hineininterpretieren.

Hitzewallungen

Wenn Ihnen das nächste Mal wieder über und über heiß wird, versuchen Sie doch einmal folgendes: Stellen Sie sich in einer sehr kühlen oder sogar ausgesprochen kalten Umgebung vor. Denken Sie sich, Sie stünden unter der kalten Dusche oder sie befänden sich bei minus 20 °C in den Bergen, Sie säßen auf einem Eisblock in einem Gefrierhaus, Sie rieben sich das Gesicht mit Eis und Schnee ab oder Sie rutschten gerade einen Gletscher hinab – stellen Sie sich vor, was Sie wollen, solange es kalt ist. Versuchen Sie, so viele Ihrer Sinne in diese Vorstellung mit einzubeziehen, wie nur möglich. Erinnern Sie sich noch an die Vorstellung von der Zitrone? Dabei hatten Sie den Tast-, Geruchs-, Geschmackssinn, Augen und Ohren eingesetzt. Je mehr Sinneswahrnehmungen Sie aktiv einsetzen können, desto besser. Schon bald werden Sie sich im Bruchteil einer Sekunde in die Antarktis versetzen können, ohne sich extra dafür sammeln zu müssen. Sie werden Ihre Hitzewallungen durch Ihre visuelle Vorstellungskraft ohne weiteres überwinden und ihnen sogar schon zuvorkommen können.

Regelmäßige Meditation ist hilfreich

Die Visualisierung wirkt natürlich noch besser, wenn man sich vorher die Zeit zur Meditation nimmt. Aber Hitzewallungen kommen ja meist so unvermittelt, daß man dazu keine Zeit mehr hat (mit entsprechender Übung werden Sie aber selbst dies noch schaffen). Regelmäßige Meditation zusammen mit Visualisierung (manchmal auch geführte Meditation genannt) ist also in den verschiedensten Situationen hilfreich. Sie unterstützt auch die Wirksamkeit anderer Therapien. Die genannten Ärzte[14] haben herausgefunden, daß Patienten, die geführte Meditationen praktizierten, herkömmliche Behandlungsmethoden besser vertrugen und weniger oder gar nicht an den Nebenwirkungen litten, die gewöhnlich mit Strahlen- oder Chemotherapie verbunden sind. Wieviel besser müßte demnach die Wirkung erst sein, wenn man Kräuter, Vitamine und andere natürliche Behandlungsmethoden mit Meditation und visueller Vorstellungskraft vereint!

---

14 Simonton, O. Carl, Matthews-Simonton, Stephanie and Creighton, James, *Getting Well Again: A Step-by-Step, Self-Help Guide to Overcoming Cancer for Patients and Their Families.* St. Martin's Press, Inc., 1978; Siegel, Bernie S., *Love, Medicine & Miracles.* Harper and Row, New York, 1986.

Der Alpha-Rhythmus oder wie man sich entspannt

Zuallererst müssen Sie sich entspannen. Die Verbindung zwischen Körper und Geist funktioniert wechselseitig: Der Körper beeinflußt den Geist, der Geist beeinflußt den Körper. Wenn Sie den Körper entspannen, läßt sich auch der Geist leichter entspannen. Es gibt viele Entspannungstechniken. Wie beim Erlernen einer Sportart oder des Autofahrens müssen Sie sich am Anfang sicherlich die einzelnen Schritte der Meditation Punkt für Punkt bewußt einprägen. Sie können dies entweder mental tun, oder Sie können selbst auf ein Tonband sprechen und dies dann abhören. Mit ein wenig Übung können Sie sich dann sofort und in jeder beliebigen Situation entspannen. Suchen Sie sich einen Platz, an dem Sie eine Zeitlang ungestört sein können. Stöpseln Sie das Telefon aus oder nehmen Sie den Hörer ab. Bitten Sie Ihre Familie, Sie eine halbe Stunde lang in Ruhe zu lassen. Suchen Sie sich einen bequemen Sessel, machen Sie die Tür hinter sich zu und schicken Sie auch die Katze oder den Hund hinaus. Einige Menschen finden nur auf der Toilette diese ungetrübte Einsamkeit, die gemütliche Atmosphäre läßt hier freilich zu wünschen übrig. Wie dem auch sei, machen Sie es sich bequem. Sie sitzen aufrecht, die Füße stehen flach auf dem Boden, die Hände ruhen auf den Schenkeln. Schlagen Sie Ihre Füße, Hände oder Arme nicht übereinander. Schließen Sie die Augen.

Es empfiehlt sich, die Meditationsübung im Sitzen zu machen, weil Sie im Liegen dabei vermutlich eher einschlafen würden. Aus demselben Grund sollten Sie auch vor oder zwischen den Mahlzeiten meditieren. Sie werden sicherlich trotzdem ein paar Mal einnicken, wenn Sie nun lernen, Körper und Geist auf diese Weise völlig zu entspannen. Geben Sie aber deshalb nicht auf, Sie werden diese Schlafphase überwinden, wenn Sie weiter üben. Schlaf ist zwar sehr erfrischend und vielleicht braucht Ihr Körper auch gerade diesen Schlaf (sonst würden Sie nicht sofort einschlafen, wenn Sie sich entspannen); das Ziel der Meditation ist aber der sogenannte Alpha-Zustand mit einem Rhythmus von acht bis zwölf Gehirnwellen pro Sekunde.

Ziel: Der Alpha-Zustand

Also fangen wir an. Sie können sich den Text mit leiser und beruhigender Stimme auf Band sprechen, dann müssen Sie nicht immer wieder nachdenken.

Entspannungstechnik

(Schalten Sie das Band ein.) „Achte ein paar Atemzüge lang auf Deinen Atem. Laß ihn langsam und regelmäßig werden. Achte darauf, wie die Luft ein- und ausströmt. Atme jetzt ein paar Mal tiefer und langsamer ein. Die Bauchdecke und nicht die Brust dehnt sich beim Einatmen und senkt sich beim Ausatmen. Atme ruhig weiter; versuche, in den Bauch zu atmen.

Konzentriere Dich jetzt auf Deine Füße. Fühle, wie sie auf dem Boden liegen. Entspanne die Muskeln der Füße. Konzentriere Dich auf die Fesseln, entspanne auch diese. Dann denke an die Waden der beiden Beine. Entspanne die Wadenmuskulatur. Dann entspannst Du die Muskeln der Oberschenkel. Fühle, wie schwer nun Deine Beine und Füße sind, sie sind so schwer, daß Du sie nicht mehr bewegen könntest, selbst wenn Du wolltest.

Entspanne nun Deine Finger und Daumen. Dann die Hände und Armgelenke. Entspanne die Unterarme, die Oberarme. Laß alles locker und fühle Dich ganz entspannt.

Als nächstes konzentrierst Du Dich auf die Bauchmuskeln, dann auf die Brust. Laß sie locker. Du bist völlig entspannt. Entspanne den Lendenwirbelbereich, dann den oberen Rücken. Locker lassen. Locker lassen. Entspanne die Schultern. Alles ist locker und entspannt.

Dann entspanne die Nackenmuskeln, den Hinterkopf. Entspanne die Muskeln über den Ohren, den Scheitel, die Stirn. Die Gesichtsmuskeln sind völlig entspannt, der Unterkiefer ist locker, der Hals ist entspannt und weit. Die Zunge liegt locker im Mund. Du bist völlig entspannt. Und Du fühlst Dich gut dabei. Sage Dir im Geiste vor: „Ich bin vollkommen entspannt". (Ende der Bandaufnahme.)

Sie können jetzt mit der Meditation anfangen. Wenn Sie im Augenblick nicht meditieren wollen, dann öffnen Sie die Augen und beginnen Sie langsam, sich zu bewegen. Sie können sicher sein, daß Sie nun die innere Gelassenheit haben, um alle Probleme des täglichen Lebens zu meistern.

Machen Sie diese Entspannungsübung oder eine ähnliche, wann immer es Ihnen danach zumute ist und vor jeder Meditation. Der Entspannungsvorgang wird anfangs ein paar Minuten dauern, erfolgt aber später innerhalb eines Augenblicks. Nach einer Weile brauchen Sie sich nur zu sagen „ich bin vollkommen entspannt", und Sie werden diese Entspannung im ganzen Körper empfinden.

Zwei weitere Entspannungstechniken

▷ Machen Sie es sich bequem. Fixieren Sie einen Punkt an der Wand gegenüber, der etwas über der Augenhöhe liegt. Suggerieren Sie sich folgende Aussage: „Meine Augenlider sind so schwer, daß ich sie nicht offen halten kann." Nach ein paar Sekunden werden sie wirklich so schwer, daß sie sich schließen.

Rollen Sie nun Ihre Augäpfel nach oben, so als ob Sie nach hinten in Ihren Kopf hinein schauen möchten. Sagen Sie sich immer wieder vor, wie schwer Ihre Augenlider sind und daß Sie sie unmöglich öffnen können. Nach etwa 20 bis 30 Sekunden (Sie müssen die Zeit nicht mit der Uhr bemessen) entspannen Sie Ihre Augäpfel und lassen sie in die normale Position zurückgleiten. Dieser einfache Vorgang versetzt Sie schnell in den sogenannten Alpha-Zustand.

Vorgang des Alpha-Zustandes

Fahren Sie nun fort mit der progressiven Muskelentspannung wie oben beschrieben und beginnen Sie dann mit der Meditation.

▷ Diese Entspannungsübung können Sie immer dann machen, wenn Sie unter Streß geraten, ganz egal, wo Sie sich gerade befinden – beim Zahnarzt ebenso, wie beim Autofahren. Atmen Sie langsam durch die Nase ein und zählen Sie dabei bis vier oder acht. Halten Sie den Atem an und zählen Sie dabei bis sieben. Atmen Sie nun durch den leicht geöffneten Mund aus und zählen sie dabei doppelt so lange wie beim Einatmen. Wenn Sie zum Beispiel beim Einatmen bis vier gezählt haben, müssen Sie beim Ausatmen bis acht zählen. Ein- und Ausatmen bilden eine Runde. Machen Sie mehrere Runden. Fahren Sie dann fort mit der progressiven Muskelentspannung wie oben beschrieben.

Meditation

Zustand tief entspannter Bewußtheit

Sie sind nun entspannt, befinden sich im sogenannten Alpha-Zustand und können mit dem Meditieren beginnen. Die Meditation ist ein veränderter Bewußtseinszustand, ein Zustand tief entspannter Bewußtheit. Sie erleben zwar, was um Sie herum passiert, aber Sie sind nicht darauf konzentriert, und es kann Sie nicht ablenken. Sie sind davon losgelöst. Das Gehirn ist nicht ausgeschaltet oder bewußtlos, aber es denkt nicht aktiv. Sie sind passiv in dem Sinne, daß Sie nicht aktiv denken oder handeln, aber keineswegs so passiv, daß äußere Umstände oder Außenstehende gegen Ihren Willen Einfluß oder Kontrolle über Sie gewinnen können. Sie sind in jeder Phase der Meditation Herr über Ihren Körper und können sofort reagieren, sollte dies nötig sein.

In der Meditation stellen Sie Ihren Körper und Ihren Geist sozusagen ruhig, so daß Sie zu den tieferen Bereichen Ihres Selbst vordringen können. Sie werden sich der tieferen Gefühle, der Weisheit bewußt, die wir alle in unserem Innersten besitzen, jener Friedlichkeit unverfälschter und reiner Existenz, die Sie mit Freude und grenzenlosem Erstaunen erfüllen wird; die Erfahrung dieses tiefen inneren Friedens übersteigt in der Tat alle Grenzen des Verstehens – Sie erleben den völligen Einklang von Geist und Bewußtsein.

Für die meisten Menschen des westlichen Kulturkreises ist es nicht einfach, einen meditativen Zustand zu erreichen und aufrechtzuerhalten. Wir haben uns schon zu sehr daran gewöhnt, daß wir ständig begleitet werden von unseren eigenen Bewußtseinsströmen, von den Hintergrundgeräuschen unserer technologischen Spielzeuge und Werkzeuge. Vielen Menschen ist äußere oder innere Ruhe geradezu unheimlich.

Meditation kann jedoch erlernt werden, und der Versuch lohnt sich. Sie brauchen nur ein wenig Übung. Wenn Sie sich täglich zehn bis zwanzig Minuten Zeit nehmen und dies ein paar Wochen lang durchhalten, werden Sie bald eine erfahrene Meditationsexpertin sein. Je länger Sie Meditation betreiben, desto deutlicher werden sie die oben beschriebenen positiven Auswirkungen des Meditierens verspüren.

Den ersten Schritt haben Sie schon erlernt: die völlige körperliche Entspannung. Allein schon mit dieser ersten Stufe beschreiten Sie den Weg zu Gesundheit und Wohlbefinden. Als Nächstes wählen Sie sich eine Methode, die es Ihnen ermöglicht, Ihren Geist von der alltäglichen Ruhelosigkeit, von Lärm und Ablenkung loszulösen.

Vier verschiedene Meditationsarten

▷ Die **transzendentale Meditation** benutzt ein sogenanntes *Mantra*, das von einem Lehrer oder Guru speziell für den Schüler ausgesucht wird. Ein Mantra ist häufig ein zweisilbiges Wort, das, auch wenn es nur still ausgesprochen wird, eine gewisse phonetische Vibration auslöst. Das traditionelle Sanskrit-Wort, das von östlichen Yogis und Gurus verwendet wird, ist „Ohm“. Sprechen Sie dieses Wort einmal laut oder auch nur im Geiste aus und halten Sie dabei das letzte „M“ wie bei einem Summton. Sie können die Vibration in Ihrem Kopf und in Ihrem Körper spüren. Die Hin-

Phonetische Vibration

dus behaupten, daß dies der erste Ton des Universums sei, und sie verehren seine Macht, ähnlich wie die Christen die Biblische Schrift verehren.

Anscheinend kann jedes Wort, das auf „N“ oder „M“ endet, solch heilende Wirkung entfalten. Herbert Benson, amerikanischer Autor eines Buches über Entspannungstechniken,[15] hat herausgefunden, daß seine Meditationsschüler gute Erfahrungen mit dem Wort „one“ (engl. „eins“) gemacht haben. Er leitete sie dazu an, sich auf ihren Atem zu konzentrieren und in Gedanken jedes mal dieses Wort zu sagen, wenn sie ausatmeten.

Wenn Sie die Mantra-Methode ausprobieren wollen, wählen Sie ein beliebiges Wort oder Wortgefüge und wiederholen Sie dieses, eventuell während des Ausatmens. Manche verwenden Wörter wie „Frieden“, „Liebe“ oder einen Bibelspruch wie „Gott ist die Liebe“. Manche behaupten, daß man am besten ein neutrales Wort ohne jede Bedeutung wiederholen sollte – im Wort enthaltene Assoziationen könnten Ihre Aufmerksamkeit nur wieder ablenken. Wiederholen Sie das Mantra, konzentrieren Sie Ihre ganze Aufmerksamkeit darauf und entlassen Sie alle anderen Gedanken aus Ihrem Bewußtsein. Geben Sie diesen Gedanken nicht nach (es sei denn, Sie haben das Bügeleisen wirklich nicht ausgeschaltet!). Sobald diese ablenkenden Gedanken aufkommen, und das wird sich am Anfang nicht vermeiden lassen, versuchen Sie einfach, Ihre Aufmerksamkeit allmählich und ohne inneren Zwang wieder auf das Mantra zurückzuführen.

Entlassen Sie Ihre Gedanken

Wenn Sie erst einmal mehr Übung im Meditieren haben, wird das Mantra nach ein paar Minuten verblassen oder ganz verschwinden, ohne daß andere Gedanken an seine Stelle treten. (Dies passiert bei jeder Meditationsmethode und nicht nur, wenn Sie ein Mantra verwenden.) Die Zeit verliert an Bedeutung. Ihr subjektives Zeitgefühl wird si-

15 Benson, Herbert and Klipper, Miriam Z., Avon Books, N.Y., 1976.

cher nicht mehr mit der Uhrzeit übereinstimmen, wenn Sie Ihre Meditation beendet haben. Sie fühlen sich losgelöst in innerer Ruhe und Gelassenheit. Sie werden dieses Gefühl vielleicht nicht jedes Mal erfahren, und Sie dürfen nicht enttäuscht sein, wenn Sie es sich beim ersten Mal selbst verderben: In dem Augenblick, in dem Sie sich denken „Jetzt hat es geklappt", ist es schon wieder vorbei.

▷ Eine andere Meditationsmethode besteht darin, sich auf die **Atembewegung** zu konzentrieren. Werden Sie sich bei jedem Atemzug bewußt, wie die Luft Ihre Lungen erfüllt und wieder verläßt. Konzentrieren Sie sich ganz auf diese lebensspendende Kraft (*prana* im Sanskrit). Sie werden Erstaunliches erfahren.

▷ Eine weitere Methode ist die **Gedankenblase** – eine ganz andere Art, mit den vielen Gedanken umzugehen, die die Meditation stören. Sie nehmen einen Gedanken ganz objektiv auf und schließen ihn in einen Ballon oder eine Blase ein, so wie die Sprechblasen in einem Comic-Heft. Diese Gedankenblasen sind ganz leicht, sie schweben aus Ihrem Bewußtsein heraus, bis keine neuen Gedanken mehr kommen und Sie endlich das große Schweigen erreichen. Wenn Sie also zum Beispiel dem Gedanken begegnen, daß Ihr Auto einen Ölwechsel braucht, dann stecken Sie diesen Gedanken in eine Gedankenblase und sagen sich dabei „Ich denke an den Ölwechsel". Dann lassen Sie die Gedankenblase davonschweben und warten Sie auf den nächsten Gedanken, bis schließlich keine mehr kommen.

▷ Vielleicht brauchen Sie ein **mentales Bild,** um alle anderen Gedanken ausschließen zu können. Am beliebtesten ist eine Kerze oder ein *Mandala* (ein Kreis- oder Vieleckbild). Sie fixieren einfach die Kerze oder das Mandala zwei Minuten lang und schließen dann die Augen. Drücken Sie Ihre Handflächen gegen die Augen, und Sie werden das Bild der Kerze noch eine Zeitlang sehen. Nehmen Sie die Hände weg und konzentrieren Sie sich nach wie vor auf das geistige Bild der Kerze, so daß Sie keine anderen Gedanken oder Bilder sehen. Wenn Sie das geistige Bild verlieren, öffnen Sie kurz die Augen, um es wieder aufzunehmen. Schließen Sie die Augen wieder und versuchen Sie fortzufahren.

Öffnen Sie kurz die Augen

▷ Welche Methode Sie auch immer verwenden, um Ihren Geist ruhiger werden zu lassen und sich zu konzentrieren, mit der Zeit wird es Ihnen leichter fallen. Sie werden Ihr Unterbewußtsein trainieren, Sie nicht mit überflüssigen Gedanken abzulenken, weil Sie entschlossen sind, sich zu konzentrieren. Erleichternd wirkt es sich aus, wenn Sie versuchen, immer zur selben Zeit und am gleichen Ort zu meditieren.

Körperliche und geistige Entspannung

▷ Die körperliche und geistige Entspannung wird Ihnen auf körperlicher und seelischer Ebene gut tun. Sie können noch einen weiteren Schritt tun und die Meditation durch aktive Visualisierung ergänzen.

Visualisierung

Ihr Körper kann, wie weiter oben schon erwähnt, nicht unterscheiden zwischen einer wirklichen Erfahrung und einer nur lebhaft vorgestellten. Sie können sich diese Tatsache in allen Lebenslagen zunutze machen, sie ist auch für Ihre Gesundheit und Ihr Wohlbefinden wichtig. Natürlich müssen Sie auch etwas leisten, wenn Sie ein optimales Ergebnis erreichen möchten. Es reicht nicht aus, sich geistig vorzustellen, ein berühmter und wohlhabender Bestsellerautor zu sein; dazu wird es nicht kommen, wenn Sie sich nicht ernsthaft hinsetzen und all die vielen Seiten auch tatsächlich niederschreiben. Natürlich müssen Sie sich vor allem vernünftig ernähren, müssen selbst dafür sorgen, daß Ihr Körper gesund und beweglich bleibt. Die Visualisierung kann Ihnen dabei aber helfen und Ihre Bemühungen unterstützen.

Und so geht es: Zuerst müssen Sie in den meditativen oder Alpha-Zustand gelangen. (Sie fühlen, wie Sie mit einem Klick in die andere Ebene eintauchen.) Zu Beginn brauchen Sie vielleicht jemanden, der Sie für die folgenden Schritte anleitet. Sie können sich auch ein Band besprechen und dieses abhören, so daß Sie nicht immer wieder nachdenken müssen, was als nächstes zu tun ist. Dies würde nämlich den Alpha-Zustand zerstören. Wenn Sie ein paar Mal eine Visualisierung durchgeführt haben, brauchen Sie keine Hilfe mehr von außen. Es gibt auch Kassetten für geführte Meditation zu kaufen, der Vorteil der selbst besprochenen Bänder liegt darin, daß Sie die Meditation ganz auf Ihre persönlichen Bedürfnisse ausrichten können.

Lesen Sie den folgenden Text mit ruhiger und beruhigender Stimme, pausieren Sie an den angegebenen Stellen für einige Sekunden (10 bis 60) und lesen Sie langsam.

Eine geführte Meditation oder Visualisierung

(Beginn der Aufnahme.) „Du bist völlig entspannt, ruhig und gelassen. Stell Dir vor, Du gehst über eine wunderschöne, grüne Wiese. Es ist ein angenehm warmer Tag. Fühle die Sonne auf Deiner Haut und eine leichte Brise, die sanft mit Deinem Haar spielt. Im Gras wachsen viele bunte Wildblumen. Schau zu, wie sie mit ihren Blütenköpfen im Wind nicken. Rieche ihren Duft und die Frische des klaren Frühlingstages. Die Erde fühlt sich gut an unter Deinen Füßen.

Nun näherst Du Dich einer Baumreihe, Du hörst Vogelstimmen und das Plätschern eines Wasserlaufes. Du weißt, dort auf der anderen Seite der Bäume fließt ein kleiner Bach. Du gehst unter den Bäumen entlang und stößt auf den Bach. Hier ist es etwas kühler, die Sonne sickert durch das Blätterdach; sie bildet filigrane Muster auf dem Boden und setzt hüpfende Glanzlichter auf dem seicht dahinfließenden Wasser. Du hörst das Plätschern des Wassers, Du hörst die Vogelstimmen. Fühle die angenehme Kühle und die Erde. Strecke die Hand aus und befühle die Rinde eines Baumes oder tauche Deine Hand in das Wasser. Sehe, höre, fühle und rieche alles um Dich herum." (Pause.)

„Nun beschließt Du, den Bach zu überqueren; entweder ziehst Du Deine Schuhe aus und watest durch das Wasser, oder Du entdeckst eine kleine Brücke etwas weiter unten. Fühle und höre das Wasser oder das Geräusch Deiner Schritte auf der hölzernen Brücke." (Pause.)

„Auf der anderen Seite des Baches trittst Du aus dem Wald heraus und gehst wieder über eine Wiese einen kleinen Abhang hinauf. Auf der Kuppe der Anhöhe steht ein Baum von der Art, die Du am liebsten magst. Gehe zu dem Baum hinauf und setze Dich darunter. Du spürst den Baum in Deinem Rücken und riechst seinen Duft. Du fühlst Dich wohl, völlig zufrieden und ausgeglichen." (Pause.)

„Von Deinem Aussichtspunkt aus laß Deinen Blick schweifen und atme zufrieden auf. Die Erde ist so schön, so vollkommen. Deine Gedanken wenden sich nun Deinem Körper zu. Auch er ist vollkommen. Nehme Dir ein wenig Zeit und sehe und fühle die verschiedenen Teile Deines Körpers, innerlich und äußerlich – sie alle funktionieren perfekt. Die Gelenke bewegen sich frei und ohne Mühe. Schaue sie an und bewege sie, so als wolltest Du Dir selbst diese wohlbekannte Tatsache beweisen. Sie fühlen sich großartig an und Du liebst und preist sie dafür. Du empfindest Bewunderung und Ehrfurcht für ihre Feinheit und ihre Gleichförmigkeit." (Pause.)

„In der gleichen Weise betrachte und bewundere jeden einzelnen Teil Deines Körpers. Du siehst lichtweiße Zellen, die alle die Gebiete reinigen und heilen, die Dir vielleicht in letzter Zeit Sorgen bereitet haben.' (Lange Pause.)

„Wenn Du fertig bist, stehe auf, Du fühlst Dich erfrischt und wie neu geboren, im Einklang mit der Erde und mit Deinem Körper wie selten zuvor. Du gehst den Abhang hinunter, überquerst die Wiese und den hübschen kleinen Bach. Dann gehst Du wieder durch den Wald und zurück über die erste große Wiese.

Du wirst Dir der gegenwärtigen Umgebung wieder bewußt. Du sitzt in Deinem Sessel und beginnst langsam, Dich wieder zu bewegen. Öffne die Augen. Du fühlst Dich ruhig, erfrischt und wunderbar gestärkt." (Ende der Aufnahme.)

Zusätzliche Erläuterungen zur geführten Meditation

Wenn Sie zu Heilzwecken meditieren, begeben Sie sich zunächst mental zu einem ruhigen Ort und beginnen Sie dann mit der heilenden Visualisierung. Sie können natürlich auch jeden anderen friedlichen Rahmen wählen, der Ihren Vorstellungen entspricht. Ihr Ort der Ruhe mag an einem See liegen, am Meer, in den Bergen oder auch in einem Lieblingszimmer oder Gebäude. Eine Szene in der freien Natur wirkt allerdings meist entspannender und vermittelt auch mehr Energie, vor allem, wenn Sie sich in der tatsächlichen Wirklichkeit nur selten in der freien Natur aufhalten können. Aber wie auch immer – Sie selbst bestimmen den Rahmen und die Umstände. Es muß ja auch nicht unbedingt ein Ort auf diesem Planeten sein. Vielleicht wünschen Sie sich auf einen anderen Stern oder in Ihr persönliches Reich der Phantasie.

Visualisierung konzentrieren

Sie können die heilende Visualisierung auch nur auf die Gebiete konzentrieren, die Ihnen gerade Schmerzen oder Sorgen bereiten. Wenn Sie zum Beispiel starkes Herzklopfen haben, stellen Sie sich vor, wie Ihr Herz in vollkommen gleichmäßigem Rhythmus arbeitet. Es hilft vielleicht, wenn Sie dabei an etwas denken, was in einem mechanisch gleichförmigen Rhythmus funktioniert, und wenn Sie sich sagen, daß Ihr Herz ebenso arbeitet. Sehen Sie Ihr Herz als das gleichmäßige

Ticken eines Uhrwerks, als das hin- und herschwingende Pendel der Uhr, als die Kolben einer Maschine, ein Metronom oder etwas ähnliches, was Ihnen entspricht. Diese visuellen vergleichenden Bilder helfen Ihnen beim Heilungsprozeß. Das Unterbewußtsein nimmt wie ein Computer alles wörtlich und verwendet solche „Wortspiele“ häufig in unseren Träumen. Wenn Sie zwei- oder dreimal am Tag Ihre visuelle Vorstellungskraft üben, wird Ihre Heilung bald Fortschritte machen.

12 Meditations-Tagebuch

Diese Seiten sollen Sie dazu anregen, ein Tagebuch Ihrer Meditationen zu beginnen. Oft werden Ihnen während der Meditation Erkenntnisse und Erfahrungen zufließen, die so schnell wieder entschwinden wie Träume. Das Leben geht weiter, Sie machen neue Erfahrungen, und manchmal vergißt man (absichtlich?) eine Lektion, die zur Zeit der ersten Begegnung wie eine Enthüllung erschien. Es tut gut, sich ab und zu an solche Ereignisse zu erinnern. Ein Tagebuch macht dies möglich. Allein schon die Tatsache, daß Sie etwas schriftlich festhalten, kann neue Erkenntnisse vermitteln. Ein Tagebuch kann auch deshalb wertvoll sein, weil es Ihnen zeigt, was Sie schon alles gelernt haben; es birgt den Schatz Ihrer Erfahrungen und kann Ihnen in schlechten Zeiten Zuversicht vermitteln.

Januar

Februar

März

April

Mai

Juni

Juli

August

September

Oktober

November

Dezember

Sachregister

218.–